五官健康知多少

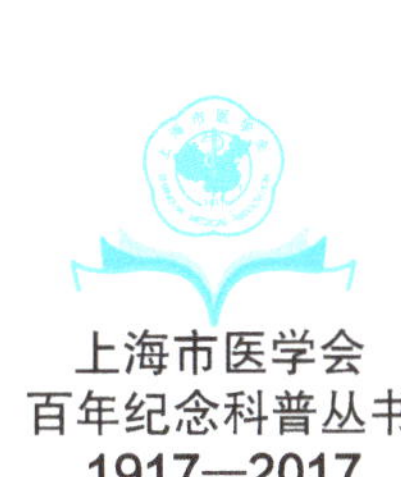

上海市医学会
百年纪念科普丛书
1917—2017

上海市医学会
上海市医学会耳鼻咽喉头颈外科专科分会　组编

上海科学技术出版社

图书在版编目(CIP)数据

五官健康知多少 / 上海市医学会,上海市医学会耳鼻咽喉头颈外科专科分会组编. —上海:上海科学技术出版社,2017.11

(上海市医学会百年纪念科普丛书)

ISBN 978 - 7 - 5478 - 3767 - 2

Ⅰ.①五…　Ⅱ.①上…②上…　Ⅲ.①五官科学　Ⅳ.①R76

中国版本图书馆 CIP 数据核字(2017)第 262909 号

五官健康知多少

上海市医学会
上海市医学会耳鼻咽喉头颈外科专科分会　组编

上海世纪出版(集团)有限公司
上 海 科 学 技 术 出 版 社　出版、发行
(上海钦州南路 71 号　邮政编码 200235　www.sstp.cn)

字数:180 千　　　　印张 15
2017 年 11 月第 1 版　2017 年 11 月第 1 次印刷
ISBN 978 - 7 - 5478 - 3767 - 2/R · 1490
定价:30.00 元

内容提要

人类感知这个世界，无外乎通过视、听、味、嗅、平衡等感觉来实现，五官的重要性不言而喻，五官的健康更应得到人们足够的重视。

本书主要针对普通大众，介绍耳鼻咽喉-头颈外科常见疾病的相关常识，帮助大众学会自我保健、自我护理，并做到相关疾病早预防、早发现、早治疗，提高民众的生活质量，加强医患沟通能力。

第一部分"读经典"收录沪上耳鼻咽喉-头颈外科权威专家历年来发表于各大杂志、报刊、网站、广播等媒体的科普佳作，既能够向大众展示耳鼻咽喉-头颈外科相关科普知识，又体现了该学科领域的发展现状。第二部分"问名医"是科普知识问答，对大众关心的耳鼻咽喉-头颈外科常见疾病的基本知识、自我保健等问题进行全面细致的解答。

本书具有很强的科普性以及高度的权威性，不仅有基本常识的介绍、日常生活保健的指导，还有相关的专家简介。希望本书可以为大众提供靠谱的医学信息，成为值得信赖的健康读本。

总　序

　　上海市医学会成立于 1917 年 4 月 2 日,迄今已有 100 年的悠久历史。成立之初以"中华医学会上海支会"命名,1932 年改称"中华医学会上海分会",1991 年正式更名为"上海市医学会"并沿用至今。

　　百年风雨,世纪沧桑,从成立之初仅 13 人的医学社团组织,发展至今已拥有 288 家单位会员、22 000 余名个人会员,设有 92 个专科分会和 4 个工作委员会,成为社会信誉高、发展能力强、服务水平好、内部管理规范的现代科技社团,荣获上海市社团局"5A 级社会组织"、上海市科协"五星级学会"。

　　穿越百年历史长河,上海市医学会始终凝聚着全市广大医学科技工作者,充分发挥人才荟萃、智力密集、信息畅通、科技创新的优势,在每一个特定的历史时期,在每一次突发的公共卫生事件应急救援中,均很好地体现了学会的引领带动作用。近年来,在"凝聚、开放、服务、创新"精神的指引下,学会不忘初心,与时俱进,取得了骄人的成绩。

　　2016 年,习近平总书记在"全国卫生与健康大会"上发表重要讲话,指出"没有全民健康就没有全面小康",强调把人民健康放在优先发展的战略地位。中共中央、国务院印发的《"健康中国 2030"规划纲要》明确了"共建共享、全民健康"是建设健康中国的战略主题,要求"普及健康生活、加强健康教育、提高全民健康素养",要推进全民健康生活方式行动,要建立健全健康促进与教育体系,提高健康教育服务能力,普及健康科学知识等。上海市医学会秉承健康科普教育的优良传统,认真践行社会责任,组织动员广大医学专家积极投身医学科普创作与宣传教育。

　　近年来,学会重点推出了"健康方向盘"系列科普活动、"架起彩虹桥"系列医教帮扶活动和"上海市青年医学科普能力大赛"三项科普品牌。通过科普讲座、咨询义诊、广播影视媒体宣传以及推送科普文章或出版科普读物等多形式、多渠道，把最前沿的医学知识转化成普通百姓健康需求的科普知识，社会反响良好。配合学会百年华诞纪念活动，其间重点推出了百场科普巡讲活动和百位名医科普咨询活动。上海市医学会以其卓有成效的科普宣教工作受到社会各界好评，荣获上海市科委颁发的"上海科普教育创新奖-科普贡献奖（组织）二等奖"、中华医学会"优秀医学科普单位"和"全国青年医学科普能力大赛优秀组织奖"，成为上海市科协"推进公民科学素质"百家示范单位之一。

为纪念上海市医学会成立100周年，同时将《"健康中国2030"规划纲要》精神进一步落到实处，我们集中上海医学界的学术领袖和科普精英编著出版这套科普丛书，为大众提供系统的医学科普知识以及权威的疾病防治指南，为"共建共享、全民健康"的健康中国建设添砖加瓦。在这套丛书里，读者既可以"读经典"——呈现《再造"中国手"》等丰碑之作，重温医学大家叱咤医坛的光辉岁月，也可以"问名医"——每本书约有100名当代名医答疑解惑，解决现实中的医疗健康困扰。既可以通过《全科医生，你家的朋友》佳作，找到你的家庭医生，切实地感受国家医疗体制改革的努力给大众带来的健康保障；也可以领略《从"削足适履"到"量身定制"——医学3D打印技术》《手术治疗糖尿病的疗效如何》等医学前沿信息，感受现代医学科技进步带来的福音。

经典丰满的内容，来源于团结奋进、齐心协力的编写团队。这套丛书涉及上海市医学会所属的50余个专科分会，编委达2 000余名，参与编写者近5 000人，堪称上海市医学会史上规模最大的一次集体科普创作。我相信，每一位参与科普丛书的编写者都将为在这场百年盛典中留下手迹，并将这些健康科普知识传播给社会大众而引以为荣。

在此，我谨代表上海市医学会，向所有积极参与学会科普丛书编著的专科分会编委会及学会工作人员，向关注并携手致力于医学科普事业发展的上海科学技术出版社表示衷心的感谢！

源梦百年、聚力同行、传承不朽、再铸辉煌。愿上海市医学会薪火不熄，祝万千家庭健康幸福！

上海市医学会 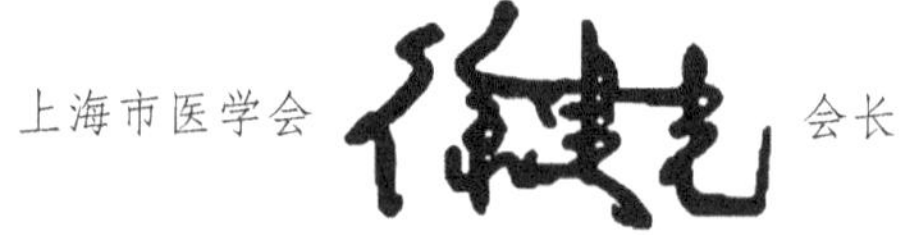 会长

2017 年 5 月

前　言

　　在物质文化生活日益丰富的今天，人们对科普知识的渴求越发迫切。然而，耳鼻咽喉-头颈外科学的快速发展与人们对该领域的认识逐步形成了巨大的落差。人们往往更依赖于医生、药物和医疗设施，而忽视了自身在健康维护中的主导作用。唐代医家孙思邈有言："消未起之患，治未病之疾，医之于无事之前。"未病先防、治病于初、既病防变、病愈而防复是全民健康的必由之路。如何让公众更多地了解耳鼻咽喉科疾病的预防、治疗方法，主动学习该学科的新技术、新进展、新的治疗手段等已成为时代赋予医务工作者的光荣使命。

　　为庆祝上海市医学会成立 100 周年，我们邀请了上海等地近 60 位国内耳鼻咽喉-头颈外科领域知名专家聚于一堂，编写成《五官健康知多少》一书。该书通俗易懂、实用性强，全面、系统地解答公众关心的耳鼻咽喉-头颈外科常见病、多发病等问题，向大家提出实用性的建议和意见。为方便公众阅读，本书以问题为导向，采用科普分享与简单问答两种形式，分别从耳科、鼻科、咽科、喉科、嗓音以及小儿耳鼻喉科等常见疾病进行阐述。简洁明了，重点介绍疾病的病因病理、临床表现、专科检查、鉴别诊断、治疗方法、预后转归以及日常生活中需要注意的一些问题等，力图充分展现现代耳鼻咽喉-头颈外科学的诊疗水平，突出科普特色，增强公众防病治病和自我康复护理的能力。

　　患者永远是医者的老师，患者的发问将鞭策着我们更加努力地学习和探索。我们真诚地感谢阅读本书的所有读者，也希望本书能成为您随时参考、查阅的家庭医学顾问。倘若广大读者通过本书的引领而步上健康之路，并由此对生活满怀欢喜和感激之情，则作者亦乐在其中。鉴于本书邀请的名医众多，整理时间有限，不足之处在所难免，望广大读者多提宝贵意见，也恳请同道不吝指正。

复旦大学附属眼耳鼻喉科医院副院长、主任医师、教授

上海市医学会耳鼻咽喉头颈外科专科分会主任委员

王德辉

2017 年 10 月

CHAPTER TWO
问名医

2

听|力| …… 121

嗓｜音｜ …… 180

小｜儿｜ …… 190

急|症| …………………… 207

CHAPTER ONE

读 经 典

耳｜科｜

一、不让声音永远消逝——神经性耳聋也能恢复听力

　　一对年轻夫妇怀抱着他们心爱的 2 岁女儿沮丧地走出医院大门。耳科医师刚才说的话还嗡嗡地在他们的耳边回响："对你们的孩子来说，声音也许永远消失了……"年轻的爸爸和妈妈眼泪汪汪，绝望地想着女儿悲惨的未来。曾有很长一段时间，严重的神经性耳聋是个不治之症，既无药可医，也无助听器可用。

　　严重的神经性耳聋为什么这样难治呢？原来，所谓的神经性耳聋绝大多数是听觉终器出了毛病。听觉终器是听神经的感觉器官，它位于人耳深处、形似蜗牛的骨性壳中。这个器官里重要的角色是听毛细胞，几万个听毛细胞就如同钢琴的琴键，排成长长的行列。有趣的是，尽管它们的结构十分相似，无高矮肥瘦之分，但是它们对外界不同的声音敏感性不同，有的对高音比较灵敏，有的对低音比较灵敏。它们能将外界瞬息万变的各种声音按照它们的频率灵敏度，转变成脉冲态的生物电，经听神经纤维，迅速传至听觉神经系统各级核团。经过传递、运算、处理和贮存，最后成为大脑的声音信号。听毛细胞的功能相当于电脑中的模拟-数字转换器。

　　恐怕有不少人都已见到或听说过链霉素、卡那霉素和庆大霉素等药物均有使耳中毒变聋的副作用，它们会杀伤听毛细胞，使人耳失去将声音转变为生物电的功能。此外，病毒感染、脑膜炎、聋基因遗传、强烈爆炸声和老年因素等，都是听毛细胞的杀手，有些甚至可使听毛细胞全军覆没。但幸运的是，上述这些有害因素往往对各级神经核团手下留情，这些神经核团的神经细胞大多健在，或只是部分受到伤害。

　　这一事实给医学科学工作者在恢复听觉方面留下了突破口，如在人耳内植入可取代听毛细胞功能的模拟-数字转换器，则整个听觉系统就会重新激活。20世纪末，现代科学技术、精细的耳显微外科、听觉医学的新发现，加之学科 30 年的综合努力，这种装置终于诞生了，它就是经历了 10 年努力终于研制成功的"多道程控人工耳蜗"。在 1996 年初冬，这台"多道程控人工耳蜗"已被成功地植入一位因脑膜炎造成双耳全聋的男性青年耳内，使他恢复了听觉。

这是一套巧夺天工的装置：用铂质器件代替听毛细胞，像听毛细胞一样排列于耳蜗内。这种器件具有类似听毛细胞的功能，能将复杂的生物电传递给耳蜗内的螺旋神经节，再经听神经纤维，传至听觉神经系统各级核团。这种铂质器件是大规模集成电路、高生物相容性材料、微电缆、软件等一系列高精尖技术的产物。由于采用了高超的显微外科技术，保证了该装置植入人体后的安全性和美观，除了能用手指触摸感知皮下有物，从外表上谁也看不出来。

然而，这些装置仅仅是植入体内的一部分，另外还需要一个体外部分作为电源。植入装置启动前，有一段程序处理的过程。在这段时间里，患者要配合医生坐在电脑旁，医生根据患者的具体情况，设置各种参数，使患者获得最佳的听觉效果。当然，要达到这个最佳听觉状态，除了医生的技术因素外，还受到患者的致聋原因、聋史长短和言语发育状态的影响。一般来说，若耳聋发生在言语功能生成后，病史短于 5 年，残余听力在 95 分贝以上听阈水平的患者效果最佳，该装置可帮助他们达到能与亲友在电话里交谈的程度。若患者耳聋发生在言语功能生成前，植入后虽能听到各种声音，能够辨别周围环境各种声源性质，但由于他们脑的听觉功能分化比正常人差，因此，要听懂语言就比较困难。此时，还需要在专家指导下进行听觉功能的康复训练，患者要配合医生充分发挥自己的主观能动性，才能获的最佳听觉效果。

再回到本文开头那位可怜的女孩，如今，耳科医生可以高兴地对这对青年夫妇说："对你们的孩子来说，声音不会永远消失。"

（王正敏）

○ 摘编自《大众医学》1998 年 2 月

—— 专家简介 ——

王正敏

王正敏，中国科学院院士、耳鼻咽喉–头颈外科学家，复旦大学附属眼耳鼻喉科医院教授。现任国家卫生和计划生育委员会听觉医学重点实验室主任。

曾任中华医学会耳鼻咽喉–头颈外科学分会副主任委员、上海市医学会耳鼻咽喉头颈外科专科分会主任委员和名誉主任委员等职。

致力于听觉医学和耳神经–颅底显微外科的研究，组织并主持国产人工耳蜗的研制和转化。

二、聋的危害与对策

耳聋是一种常见病，全球有 5 亿左右的人患有轻度及轻度以上的耳聋，其中先天性感音神经性聋发病率为 0.12%～0.57%。我国听力残疾者有 2 004 万人（2006 年全国残疾人抽样调查），占残疾总人数的 24.16%。耳聋对患者的生活产生很大影响，因听不清楚声音，与他人交流困难，导致患者求学不易、求职不能和求偶困难等问题。因此，如何防治耳聋，保护我们的耳朵非常重要。聋对社会经济影响也很大，据世界卫生组织全球防聋合作中心（1997 年）报道：噪声听力损害人数美国和欧洲分别为 1 000 万人和 2 500 万～3 000 万人，使 GDP 下降 0.2%～2.0%。

人们的耳朵分为 3 个部分：外耳、中耳和内耳。外耳就是能见到的耳廓和经常掏耳屎的外耳道。耳廓收集声音，通过外耳道，经过鼓膜引起中耳内的 3 块听小骨振动，再传到蜗牛形状的内耳中的耳蜗，刺激耳蜗内的毛细胞产生神经冲动。神经冲动像一系列数字信号，通过听神经及各级神经核团，像电脑中央处理器那样工作，最终传输到大脑，人们就能感知和理解声音了。

声音经外耳传输到大脑的路径中，任何一个部位发生问题都可能引起听力减退。举一个最简单的例子：外耳道内经常会有耳屎，正常情况下外耳道有自洁功能可以排出部分耳屎，但是当耳屎不能全部排出，越积越多，堵住外耳道时，声音就听不清楚了。中耳发生病变，会中断声音传导，引起耳聋。譬如，很多人感冒或乘飞机后会感觉耳闷，这种症状有些人很快就能消失，但有些人会持续很久，耳朵像被塞子塞住了一样，觉得发闷。这个时候很可能发生了中耳内部积液的"分泌性中耳炎"，需要及时到医院就诊，通过药物或穿刺清除中耳积液。也有人的耳朵反复流脓很多年，听力越来越差，这有可能是得了"慢性化脓性中耳炎"。这种病可以通过显微手术根治炎症病变，通过修补鼓膜穿孔和再建听骨达到干耳和改善听力的效果。人耳听骨共有 3 块，其中有一块人体最小的骨头是马蹄形状的镫骨。如果这个骨头活动度变差，外界声音就传不到内耳，造成听力减退，但是患者自己的讲话声可以通过颅骨直接传到内耳中去，因而发生一种奇特的现象——患者听自己讲话声音很清楚，甚至觉得还大一些，于是，会不自主压低自己的讲话声，但是却要求别人大声讲话。这种病是耳硬化症，是一种镫骨硬化固定不活动的遗传病。可以通过手术将固定硬化的镫骨更换成人造听骨提高听力。

内耳和神经系统出了问题就会发生神经性耳聋。神经性耳聋常与遗传、药物、噪声和老龄听觉器官衰退等多种因素相关。有的孩子一出生便对声音无反应，听力筛查未通过，这很可能是"遗传性"耳聋，需要进一步到医院进行全面检查来明确；有的老人发现越来越听不清楚别人讲话，看电视时要将音量调很高，很有可能发生了"老年性聋"；还有一些人某天睡觉醒来突然发现一只耳朵嗡嗡作响听不清楚声音了，有时还伴有剧烈眩晕，这很可能发生了"突发性耳聋"或"梅尼埃病"。这都属于神经性耳聋，需要立即到医院就诊，尽早治疗。可以通过配戴助听器或植入人工耳蜗来感知声音。刚出生的婴儿如果被诊断为重度神经性耳聋，应尽早植入人工耳蜗，恢复听力。

噪声会对听力产生影响，应尽量远离噪声，如果无法避免，需要戴耳塞进行防护；有些药物具有耳毒性，家族中有耳聋病史或自身已有听力下降的人群特别要避免使用；感冒时尽量避免乘坐飞机，减少中耳炎的发生；患有高血压、高血脂、高血糖这"三高"的患者，听力会早衰，及时防治"三高"就可延缓或不患老年性耳聋。预防"三高"涉及生活诸方面，其中健康饮食、起居定时、适度运动和心态调整均很有益，一旦发现得了"三高"要及时治疗。政府对小儿遗传性聋非常关心，已设有社会防治网进行有效干预，聋儿家庭应积极参与，使聋儿的听力、言语功能早日康复。

（王正敏）

○ 摘编自上海院士风采馆全国爱耳日科普讲座《聋的危害与对策》2007 年 3 月
　　3 日

三、突发性耳聋——常见的听力杀手

突发性耳聋在实际临床工作中并不少见，但常常没有引起人们足够的重视。导致突发性耳聋发作的原因还很难明确。有些患者可能是由于病毒感染，导致内耳毛细胞受到损害。比如，腮腺炎引起的儿童耳聋比较常见，其他病毒感染如麻疹、风疹引起的耳聋也时有发生。而有些患者则可能是由于内耳小血管痉挛或者小的血栓堵塞，引起内耳缺血，造成内耳毛细胞的损伤。很多时候，在身体疲劳的情况下，没有明显诱因也可发作。

突发性耳聋的一个突出特点是突发，患者最明显的感觉就是突然出现听力下降，觉得耳朵像被蒙了一层纸，感觉声音遥远。许多患者同时还伴有耳鸣，严重的还会出现眩晕、恶心和呕吐，因此常常误以为是一般的眩晕症。

突发性耳聋治疗的关键是尽早干预在发病 1 个月内接受治疗最有效。正规的治疗应坚持 20 天以上，有些患者只经过 1 周的治疗，没有显著效果就换医院就诊，这样反而会耽误治疗。而且，仅仅靠口服一些药物是不够的，应该住院静脉用药，不宜带病工作；同时保证休息和调整情绪也是治疗的重要环节。

单耳突发性聋后一般不会影响到另一侧。如果一侧耳聋未愈，应该重视保护对侧耳的听力，具体的措施有 3 个方面：①患病就诊时应告诉医师有听力障碍；②远离强烈的噪声；③预防感冒，预防中耳炎。

（迟放鲁）

○ 摘编自《大众医学》2006 年 3 月

—— 专家简介 ——

迟放鲁

迟放鲁，教授、主任医师、博士生导师，复旦大学附属眼耳鼻喉科医院副院长。上海市听觉医学临床中心主任，享受国务院特殊津贴，中国中西医结合学会耳鼻咽喉科专业委员会主任委员。

擅长耳显微外科和耳神经外科。

四、耳聋康复亟待关注

对听障患者而言，缺失的音符带走了自然最美妙的声音，也筑起了一道与人交流的隐形屏障；对社会而言，解决听障人群所带来的家庭和社会问题需要付出很大的人力和物力。因此，如何减少耳聋的发生、促进听觉功能康复是亟待关注和解决的问题。

目前的研究认为，基因异常、噪声以及耳毒性药物等因素皆可能导致内耳听觉感受器中毛细胞以及螺旋神经元的损伤和缺失，外界的声音不能被听觉感受器感知并且传输到大脑的听觉皮质，将导致听觉障碍。目前仍然没有有效的生物学治疗手段促使毛细胞、螺旋神经元再生和听觉康复，因此，听力保护以及听觉障碍的早期发现、早期治疗就显得尤为重要。

对于具有高危因素的人群进行有针对性的基因筛查和产前诊断，在一定程度上能够实现优生优育的目的。此外，导致听力障碍的因素还包括环境污染、噪声以及耳毒性药物等。因此，如需要长时间处于嘈杂环境时，可带上耳塞加以防护；尽量避免在嘈杂的环境中使用耳机，使用耳机时应注意音量和时长；尽量避免使用耳毒性药物，必须使用时需加强听力监测。

此外，越来越多的证据表明，我们对噪声、耳毒性药物等环境致聋因素的易感性与自身的基因背景密切相关，因此，对这些耳聋易感基因的深入研究，将为我们预测耳聋风险，有针对性地进行防护提供可能。

（李华伟）

○ 摘编自《大众卫生报》2016 年 9 月 20 日

— 专家简介 —

李华伟

李华伟，教授、博士生导师，复旦大学附属眼耳鼻喉科医院耳鼻喉科研究院院长。"973"项目首席科学家。

致力于感音神经性耳聋生物学治疗的研究，擅长耳和侧颅底显微外科手术治疗，在各型中耳炎、面神经麻痹以及颞骨良、恶性肿瘤的诊治方面积累了丰富的临床经验。

五、检测基因,杜绝耳聋发生

夫妻双方都正常,为什么生了一个聋儿?

我已经生育一个聋儿了,第二胎会不会还是聋儿?

我和丈夫都是聋哑人,我们能不能生育一个健康的孩子呢?

为什么别人打庆大霉素没事,我只打了一针就耳聋了呢?

……

上述问题虽各不相同,但答案却是相同的,都是"耳聋基因"在作怪。那么耳聋基因是什么? 是不是有耳聋基因的人都会耳聋? 怎么才能知道自己有没有耳聋基因呢? 有耳聋基因的人该怎么办?

耳聋是临床上最常见的遗传病之一。在我国,听力语言残疾者甚众,并以每年新生 3 万聋儿的速度增长。有研究表明:上海平均每 1 000 个新生儿中就有 2 名听力障碍儿童,其中一半与遗传因素有关。出生时听力正常但是在儿童或青少年期逐渐出现听力障碍者中,也有相当部分与耳聋易感基因有关。目前与耳聋有关的基因主要有 $GJB2$ 突变基因、线粒体 $A1555G$ 突变基因等。$GJB2$ 基因突变与迟发性或进行性听力减退有关;某些线粒体基因突变儿童出生时可无听力损失,其接触药物后会出现严重耳聋。如线粒体基因 $A1555G$ 突变个体对庆大霉素、链霉素等氨基糖苷类抗生素高度敏感,使用后会出现严重耳聋,这就是生活中常见的"一针致聋"的原因。患者兄妹及包括母亲、外祖母等在内的所有母系成员都不能使用氨基糖甙类药物。

研究表明,听力正常的隐性耳聋基因携带者夫妻虽然拥有正常听力,但却可以将突变传递给新生儿,其每次生育产生聋儿的风险都为 25%。按照我国听力残疾人数为 2 004 万计算(2006 年第 2 次残疾人普查),其中 5%～12% 由线粒体基因 $A1555G$ 突变导致,约 9% 由 $SLC26A4$ 基因突变导致,约 20% 由 $GJB2$ 基因突变导致。在新生儿期对他们进行听力筛查和 3 个基因的分子筛查,发现 680 万～820 万的患儿能通过避免接触药物和外伤,有效降低发病率。

在下列情况下人们可通过耳聋遗传咨询获得帮助:①正常夫妇生了一个聋儿,询问再发风险者;②有耳聋家族遗传史,担心下一代会患此遗传病;③未婚或已婚的男女双方均为聋哑人或其中一人为聋哑人,需要给予婚前婚配指导或婚后生育指导；④家族中出现因为氨基糖苷类药物如庆大霉素、卡那霉素等致聋或者其他因素致聋患者时，需要指导预防其他成员再发耳聋。

耳聋基因诊断是通过提取并检测患者的 DNA，判断其耳聋基因是否突变致病。随后，专科医生可以对这些具有耳聋基因的人进行耳聋预防和生育指导。比如具有耳聋基因者，如果在择偶时能避免选择与自己具有相同耳聋基因的人，就可以有效降低生育聋儿的风险；具有耳聋线粒体突变基因者避免使用耳毒性药物，就能最大限度避免药物性耳聋的发生；已经生育有一个常染色体隐性遗传基因突变聋儿的听力正常的夫妻仍有 25％ 的可能性再次生育聋儿，而通过基因诊断，可以明确夫妻双方的耳聋基因携带方式，进一步的产前诊断可以明确胎儿的基因携带方式。因此，可以降低再生聋儿的风险等。

实际上在中国，由于计划生育和优生优育政策的执行，家庭规模小、近亲结婚少，常染色体隐性遗传性耳聋愈来愈多地以散发形式表现，由于遗传学知识和技术手段的欠缺，大多数医生和父母都不了解此病的发病机制，难以进行准确的咨询、治疗、干预和预测，因此，需要就诊于针对耳聋儿童及青少年的耳聋遗传门诊，并进行基因检测工作，以增强人们对耳聋遗传病的关注。

（吴　皓　马　衍）

○ 摘编自《大众医学》2007 年 6 月

—— 专家简介 ——

吴　皓

吴皓，教授、博士生导师，上海交通大学医学院附属第九人民医院院长、耳鼻咽喉科学科带头人。

上海交通大学医学院耳鼻咽喉科学系主任，上海市耳鼻咽喉科临床质量控制中心主任，中华医学会耳鼻咽喉-头颈外科学分会候任主任委员。

研究方向是"耳颅底神经外科"。

六、耳聋基因检测:"听见"并非奢望

基因检测技术的诞生与普及已经可以在耳聋疾病发生发展前做到提前干预,减少悲剧的发生。每年的 3 月 3 日是我国的"爱耳日",让我们走进就在身边的耳聋基因检测。

基因是我们人体内遗传信息的核心单元,它不但控制着我们的生物学性状,也可以通过遗传而被传递到我们的后代之中。不幸的是,在一部分人群中,由于基因的突变所导致的遗传性疾病也被遗传到下一代,当这些基因和听觉功能密切相关时,其基因突变就产生了遗传性耳聋。

遗传性耳聋主要有隐性、显性、伴性染色体遗传和线粒体母系遗传 4 种遗传方式。

常染色体隐性遗传是最常见的一种遗传方式,约占遗传性耳聋的 80％。这种遗传方式的特点是父母双方听力都正常,但分别携带单个隐性基因突变(携带者)。在他们的后代子女中,如果孩子从父母那里通过遗传获得父母方所携带的两个基因突变,则极有可能因此产生遗传性耳聋。在我国,40％以上的遗传性耳聋患者是由 $GJB2$ 或 $SLC26A4$ 基因突变所造成的,而这两个常见耳聋基因的绝大部分突变都是以隐性方式所遗传。一般来说,以隐性方式遗传的耳聋患者往往在出生时即具有听力障碍,且听力损失情况比较严重,多见于重度、极重度耳聋。

常染色体显性遗传性耳聋约占遗传性耳聋的 15％。与隐性遗传性耳聋相反,显性遗传性耳聋的特点是患者只要携带单个显性突变基因就可以导致耳聋,患者父母中的一方及更上代祖辈中也往往有耳聋患者,家族病史比较明显。显性遗传的耳聋多数听力损失情况较轻,往往出生时听力状况尚可,但在后期随着年龄增大而逐渐恶化。

伴性染色体遗传和线粒体母系遗传的比例相对较低,只占遗传性耳聋的 2％～3％。但和其他国家和人种相比,线粒体基因 $A1555G$ 突变在中国人群中相对更为普遍。此突变可导致患者对氨基糖苷类抗生素敏感,很容易导致药物性耳聋。因此具有线粒体基因 $A1555G$ 突变的人应该尽量避免接触庆大霉素、链霉素等氨基糖苷类抗生素,这点对于刚刚出生,较易受到疾病感染而经常需要使用抗生素类药物的新生儿来说尤其重要。

耳聋基因诊断有助于了解患者及其家属所携带遗传突变的类型和构成，对三种人群具有特别意义。

第一类是具有家族性耳聋病史，又面临婚育抉择的遗传性耳聋患者或其亲属。我们推荐以上人群在正式生育或结婚前，可考虑做一个常见耳聋基因突变的检查，以减小后代中出现遗传性耳聋的可能性。如果一旦检查结果证明双方携带可导致遗传性耳聋的基因突变，需进一步进行产前诊断，通过胎儿选择的方法降低出生缺陷的概率。

从这个意义上，耳聋基因诊断可有效地把聋病防治的时间提前到产前甚至婚前或恋前，从而有望为社会、家庭和个人减轻遗传性耳聋所带来痛苦和负担。

第二类是具有遗传性耳聋家族史背景的新生儿。尽管上海市现有的新生儿听力筛查可检测出初生婴儿可能存在的听力问题，但在相当比例的遗传性耳聋患者中，听力损失可能呈迟发性，渐行性或突发性发展，这些听力障碍在幼儿言语期之前不易被发现，如被忽视则可能造成幼儿言语功能的发育迟缓或障碍，严重时会影响到孩子今后的学习和表达。基因诊断可作为听力筛查的一个有效辅助手段，帮助确诊或预测这些潜在的早期听力障碍，从而保证这部分新生儿聋而不哑。

第三类是携带线粒体基因 $A1555G$ 突变，对氨基糖苷类抗生素敏感的药物性耳聋患者。如果母亲或母系家属中有药物性耳聋的病史，建议这类人群进行线粒体基因突变的检测，如发现可致聋的突变，应该尽量避免和药物性耳聋可能相关的一系列氨基糖苷类抗生素的使用。

（杨　涛）

○ 摘编自《文汇报》2016 年 2 月 25 日

—— 专家简介 ——

杨　涛

杨涛，研究员、教授、博士生导师，上海交通大学医学院附属新华医院耳鼻咽喉-头颈外科主任医师。

擅长遗传性耳聋基因检测及遗传咨询。

七、耳朵里"搭桥"：听骨链重建

生活实例

　　"我终于可以清晰地听到别人的讲话，还可以放心地游泳洗澡了。"3个月前，小新因右耳慢性化脓性中耳炎接受了鼓室成形听骨链重建手术，手术后耳朵不再流脓，更重要的是小新获得了梦寐以求的听力水平。

　　2年前，小新发现右耳疼痛、反复"流水"，有时候还是黄黄的脓液，散发出一股臭味，连洗澡都是胆战心惊的。右耳的听力也是越来越差，老是像堵着个棉花球。医生的诊断是"慢性化脓性中耳炎"，而小新对于手术非常犹豫："手术后发炎部分都清理掉，是否听力也就更差或丧失了？"这是慢性化脓性中耳炎患者在考虑是否接受手术时普遍的心理反应。小新经过病灶切除与听骨链重建的手术以及定期的术后换药，创面逐渐愈合了，听力也一天天提高，终于，在一次术后的常规检查后，医生告诉她听力提高了30分贝，已经接近正常的听力水平，而且还会继续改善。

　　鼓室成形听骨链重建术使很多慢性化脓性中耳炎患者的听力得到了"新生"，被患者称之为耳朵里的"搭桥"。人类之所以能够听到声音，需要外、中耳将声音传导至内耳，由内耳的听觉感受器细胞感受声音并传导至大脑从而产生听觉。

　　慢性化脓性中耳炎多影响声音传导因而导致传导性耳聋，声音传导的关键部位就是鼓膜及由3块极小的听小骨组成的听骨链。慢性化脓性中耳炎患者由于中耳炎症的长期腐蚀，鼓膜及部分听小骨缺失，因此，声音传导能力减弱表现为听力下降，甚至耳聋。手术的目的是彻底清理病灶，修复鼓膜，以杜绝流脓，获得干耳。绝大多数情况下会同期或分期植入人工听小骨，重新建立新的声音传导"桥梁"，可谓一举多得。

自从 20 世纪 50 年代开展听骨链重建以来,国内外耳科医生进行了大量的实践与探索。随着患者对术后听力要求的不断提高,经典的乳突根治术已逐渐被各种类型的鼓室成形伴或不伴听骨链重建术式所代替。在彻底切除病变的基础上,保存、恢复和提高听力已成为共识。术中依据患者的病变范围和程度决定听骨链重建手术的最佳时机,选择恰当形态及材料的人工听骨。如果病变广泛且严重,中耳通气功能差,应选择在清理病灶后半年左右再植入人工听骨,以避免术后发生粘连或人工听骨脱出。常用的人工听骨形态大致有 3 种,部分听骨假体、全听骨假体以及连接锤骨与镫骨的听骨假体。

(殷善开　时海波)

○ 摘编自《新民晚报》2012 年 2 月 27 日

— 专家简介 —

殷善开　时海波

殷善开,主任医师、二级教授、博士生导师,上海交通大学附属第六人民医院副院长,上海交通大学医学院耳鼻咽喉科研究所所长,中国医师协会耳鼻咽喉科医师分会副会长,上海市医学会耳鼻咽喉头颈外科专科分会主任委员。主要从事内耳疾病及鼾症的临床与应用基础研究。

时海波,主任医师、教授、博士生导师,上海交通大学附属第六人民医院耳鼻咽喉头颈外科行政副主任。中华医学会耳鼻咽喉-头颈外科学分会青年委员会副主任委员。从事耳科学的临床及基础研究。

八、人工耳蜗，越早植入效果越好

听觉的产生是这样一个过程：声波经外耳道传至鼓膜，引起鼓膜振动，中耳腔听骨链的运动将声波传至内耳，引起数以万计的听觉毛细胞兴奋，将声音振动转换为电信号，经听觉神经传入大脑，产生听觉。

任何引起听觉毛细胞或者听觉神经损害的疾病都可以引起神经性耳聋。常见的神经性耳聋病因有先天性和后天性两大类。后天性聋的病因比较复杂，有药物致聋、发育异常，还有病毒感染致聋。

轻度耳聋对生活和工作没有严重影响，中度和重度耳聋也可以通过佩戴助听器来改善听力，但对双侧超过 90 分贝的极重度耳聋，唯一的治疗方法就是植入仿生人工耳蜗。

神经性聋绝大多数是听觉毛细胞的损害，听神经尚有部分功能，就像电话机坏了，电话线还存在。人工耳蜗是将外界的声音通过仿生学的处理，产生符合听觉生理的电刺激，兴奋残余的听神经纤维，就像一个新的电话机，接到原有的电话线上。人工耳蜗的植入可以使耳聋患者重新产生听觉。如果患者在耳聋之前已学会了讲话（语后聋），植入人工耳蜗后很快可以适应新的人工听觉，恢复语言交流。如果是先天性聋，植入人工耳蜗后能听到声音，但不理解语言的意义，需要进行语言训练。

人工耳蜗由两个部分组成，一部分是外部装置，包括传输线圈、言语处理器和方向性麦克风；另一部分是内部装置，医生通过手术，将人工耳蜗的内部装置植入耳后皮下，并且将细长的电极系列连接到耳朵深部的耳蜗内。声音传来之后，高频在耳蜗的下面起作用，低频在耳蜗的顶部起作用，经过听神经的传导后，大脑就能听到声音了。

人工耳蜗能使植入者的听力恢复到 30～40 分贝，从而使人们能够听到日常生活中的言语声。而且经大量的植入者（尤其语后聋患者）反映，他们听到的是相当接近自然的能清晰分辨的声音。对于儿童来说，人工耳蜗植入越早，听力恢复的效果就越好。因为幼儿的耳朵如果听不到声音，就没有神经冲动去刺激大脑，大脑的听觉细胞就会萎缩。只有在大脑听觉细胞萎缩之前植入人工耳蜗，才能取得好的治疗效果。

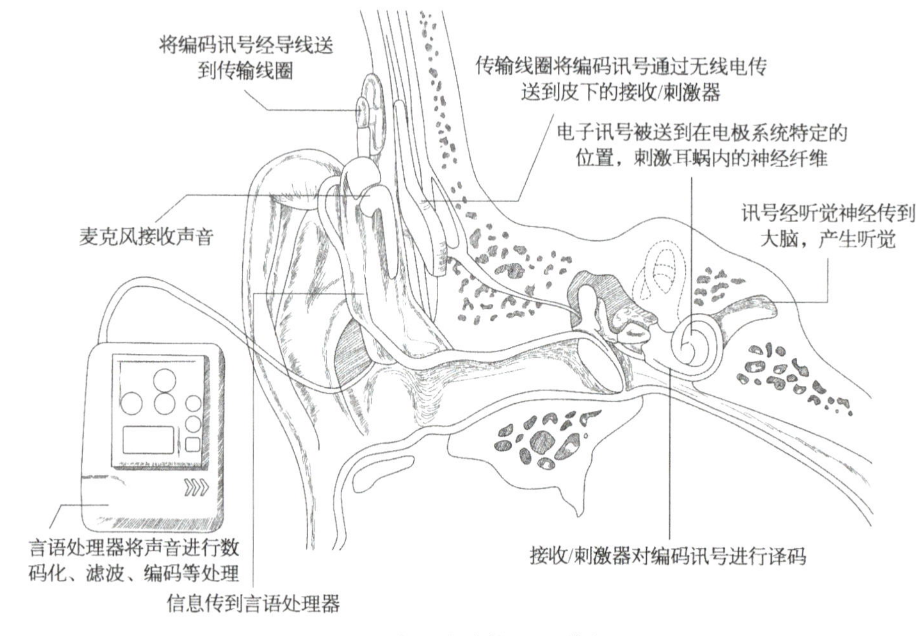

▲人工耳蜗的结构及工作机制

（迟放鲁）

○ 摘编自《康复》2014 年第 4 期

九、人工耳蜗的精准医疗

耳聋是人类最常见的感官或功能缺陷性疾病。耳毒性药物、噪声污染、人口老龄化等社会问题日益突出,耳聋越来越受到全社会的关注。很多重度或者极重度耳聋患者配戴助听器效果不佳或无效,人工耳蜗植入是他们唯一的希望。

人工耳蜗虽然是目前重度耳聋最有效的治疗和康复方法,但并不意味着所有的患者都可以通过人工耳蜗实现听力的恢复,因为人工耳蜗植入不能修复受损的听觉系统。如果耳聋患者残存的听神经纤维很少或者听觉中枢受损,不能将足够的信息传递到大脑,听力恢复的效果就要大打折扣。

越来越多的研究显示,耳聋与遗传密切相关,一半以上的先天性聋都与遗传相关。因此,我们将"精准医疗"引入人工耳蜗的领域。人工耳蜗精准医疗领域主要包括术前精准评估、术中精细操作和术后综合康复三大板块,其中术前精准评估尤为重要。具体来说,一方面通过基因检测可以找出耳聋的致病基因、了解病变部位、明确发病机制、个性化预估耳聋患者听力的发展趋势;另一方面,能够更加有针对性地选择治疗方案,初步预测人工耳蜗的疗效。因此,人工耳蜗的精准医疗将显著改善耳聋患者的诊疗体验和诊疗效果,发展潜力巨大。

人工耳蜗的精准医疗,要求我们不仅要对患者进行详尽的听力学和医学评估,更需要进行病因和发病机制的评估,个性化预测耳聋患者的人工耳蜗植入效果。其中,听力学评估主要是对患者耳聋的性质、程度进行评估,包括主观和客观听力学检查;医学评估则包括耳科及全身检查,通过 CT、磁共振检查了解中耳、内耳、听神经情况,并对患者是否适合全身麻醉以及手术的安全性进行评估;在基因和发病机制评估方面,通过检测致聋基因,了解耳聋病变部位、明确发病机制、预测人工耳蜗疗效,达到有的放矢的目的。例如某些常见耳聋基因影响内耳毛细胞或螺旋神经突触前的功能,这类患者人工耳蜗植入疗效较好;而某些基因影响耳蜗神经突触后的功能或者损伤人体多器官系统,这类患者的人工耳蜗植入疗效较差。因此,当患者决定植入人工耳蜗时,首先要从"精准医疗"的角度听取专业医生的意见,以便充分了解手术的预期效果。

(李华伟)

○ 摘编自东方网《助医在线》(视频)2017 年 3 月 2 日

十、人工耳蜗植入——治疗重度耳聋的终极武器

赵先生一家人欢天喜地地迎来了新生命。可高兴劲儿没持续几天，全家人就变得愁眉不展了。原来小宝宝没有通过听力筛查，可能存在严重的听力问题。如果任其发展，孩子将不可避免地成为一个聋哑人。想到孩子不能听到爸爸妈妈的温情呼唤，也不能充满稚气地叫声爸爸妈妈，赵先生夫妇的心都碎了。直到有一天，他们得知一种叫做"人工耳蜗植入"的手术可以帮助聋儿恢复听力，于是带着一丝希望来到医院的耳鼻咽喉科就诊。接诊医生为孩子进行了细致的听功能检查，最终查明了孩子的病情。原来在我们听觉形成过程中，需要一个叫做"耳蜗"的器官将声音信号转换为电信号，然后通过听神经传入大脑，形成听觉。对于赵先生的孩子而言，由于耳蜗功能障碍、不能产生神经信号，使得声音传导中止于耳蜗，听神经如同虚设，大脑无法获得听觉信息，表现为极重度感音神经性聋。人工耳蜗植入则是在患者耳部植入一台功能强大的声音-电信号转换器，也就是所谓的"人工耳蜗"，替代原有耳蜗形成电信号，并且直接刺激听神经，使得声音信号顺畅地传入大脑，恢复听功能。

人们早已知道，功能完好的耳蜗是形成听觉的重要前提条件。当存在某些先天性疾病、怀孕期间病毒感染以及难产等情况下，可以造成新生儿耳蜗功能障碍，从而导致感音神经性聋。对于重度-极重度感音神经性聋，药物和助听器均无能为力。直至 20 世纪 80 年代早期，人工耳蜗的问世为攻克该顽疾开辟了新天地，并取得了优异的疗效。因其疗效显著以及不可替代性，人工耳蜗植入技术已被称为治疗感音神经性聋的终极武器。

为了降低聋病危害和促进社会经济协调发展，我国自 2009 年启动了"贫困聋儿抢救性康复项目"，在财政部、国家卫生和计划生育委员会、中国残联等政府有关部门的统一部署下，至今已为数千名贫困聋儿免费进行了人工耳蜗植入，改变了数千个家庭的命运，使他们像正常人一样生活在丰富多彩的有声世界。

（时海波　殷善开）

○ 摘编自"好大夫在线"时海波大夫的个人网站 2012 年 7 月 26 日

十一、人工耳蜗治疗老年耳聋耳鸣

在老年性聋患者中，大概有 50％的患者兼有耳鸣，大部分可以通过佩戴助听器、药物治疗和声音治疗使耳聋与耳鸣的症状得到有效改善。但也有部分患者的听力下降严重，佩戴助听器既不能改善听力，也不能缓解耳鸣。听力不好不仅无法正常交流，终日挥之不去的耳鸣声更是令老人头昏脑涨，没有任何心思去工作和享受生活。甚至有些患者由于耳鸣而诱发抑郁症，耳鸣严重者甚至对医生说宁可让耳朵完全聋了，也不想听到这恼人的声音。

对于这样的患者，抛开耳聋的影响不说，耳鸣成为严重影响生活的主要原因。随着科技进步，这种以往束手无策的疾病终于有了治疗办法，那就是人工耳蜗植入。

人工耳蜗是一种电子设备，通过手术将其体内部分装入内耳中，耳朵上再挂一个像助听器一样的体外机，体内部分与体外机通过硬币大小的吸盘吸在头皮上进行连接。人工耳蜗作为一种听力康复设备，以前主要应用于重度以及极重度感音神经性聋患者的听力重建，无论是出生即聋的孩子还是听力慢慢下降的成人，只要助听器效果不佳，就可以进行人工耳蜗植入。鉴于人工耳蜗对耳蜗电信号的重塑能力，以及其直接刺激听神经的特性，人工耳蜗治疗耳鸣正成为耳鸣治疗的新方法。听力下降伴耳鸣的患者，若常规治疗手段无效可考虑人工耳蜗植入。发达国家的医生还在尝试利用人工耳蜗植入治疗没有听力障碍或者听力障碍不是很严重的耳鸣患者。正是由于助听器与人工耳蜗刺激方式以及工作原理的本质不同，对于助听器治疗无效的耳鸣患者，人工耳蜗植入有望奏效。

国内外研究证实，耳鸣患者植入人工耳蜗后，除了有显著的听力改善外，耳鸣的声音也明显减轻，没有以前那样令人难以忍受了，甚至有些患者的耳鸣完全消失。患者的情绪明显改善，生活质量明显提高。当然，人工耳蜗植入手术是内耳手术，对手术医生的要求较高，所以建议患者到可以开展此手术的医院进行系统的听力学检查以及耳鸣评估，早日解除听力障碍及耳鸣的困扰。

（殷善开　冯艳梅）

○ 摘编自《新民晚报》2014 年 2 月 17 日

十二、帮耳聋患者助听却不放大噪声

佩戴助听器的听障人士经常会碰到这样尴尬的情况：在噪声比较大的环境里，助听器在放大声音的同时也放大了噪声，使得助听效果大打折扣。现在，一种新型的中耳植入式助听设备——"振动声桥"解决了上述问题，它尤其适合中度到重度的感音神经性聋、传导性和混合性聋的成人和儿童，对聆听效果要求较高或因为某些原因不能佩戴助听器的人士也是不错的选择。

与助听器只是简单地放大声音不同，"振动声桥"是把声音转化为人耳内的机械振动；"振动声桥"也不同于人工耳蜗，人工耳蜗发送电信号刺激神经纤维，而"振动声桥"是产生机械振动并传送到中耳结构（如听骨链）或直接传送到内耳，更符合人体听觉生理过程。"振动声桥"由两大部分组成：听觉处理器和植入体。听觉处理器是"振动声桥"的体外部分，它依靠磁力吸附在耳后的头发下，它的作用是接收、解析、编码声音并发送信号到植入体。植入体须通过手术植入耳内，其作用为接收到信号后，驱动"漂浮质量传感器（FMT）"产生振动，或者带动听骨链振动，或者直接把振动传到内耳（通过圆窗或前庭窗）。上述振动被内耳接收后，最终感知为声音。"振动声桥"植入后，外耳道保持开放，这一点尤其适合那些因外耳道疾病而不能佩戴助听器的患者，如慢性外耳道炎症、外耳道湿疹、耳廓畸形、外耳道狭窄或闭锁的患者。

"振动声桥"有以下特点：①听到的语言和其他声音（包括自身的声音）清晰并具有良好的音质。②植入后外耳道保持开放，由此消除了由耳道封闭带来的阻塞感和其他不适感。③佩戴时，听觉处理器借助磁力吸附固定在耳后的头发下，舒适美观。④植入者的"漂浮质量传感器（FMT）"固定于中耳，与麦克风的距离较远，不会像普通助听器一样产生啸叫。⑤在复杂的听力环境中，如存在较大的背景噪声时，植入者的听力表现出色。

当然，并不是所有听力障碍者都适合植入"振动声桥"，它有一定的适应证，需要经过专业医生的评估和选择。

（吴　皓　李　蕴）

○ 摘编自《新民晚报》2011 年 1 月

十三、老年性听力障碍如何选配助听器

　　戴助听器就像戴眼镜一样，有助于改善生活质量，有助于人际交流。听力检测在 45 分贝以上、90 分贝以下的患者确定没有有效的治疗方法提高听力时，应考虑使用助听器。推荐老年人采用耳背式助听器，功率大，使用方便，也不影响美观。

　　佩戴助听器分辨不清的原因主要有两种。一是佩戴了模拟式助听器，这种助听器把噪声也放大了，应换成数字式助听器；二是佩戴了采用快压缩技术的数字式助听器，老年人反应不过来。目前已有助听器采用慢压缩放大技术，可以解决这个问题。采用上述方法仍感到分辨不清楚者，表明高频的听觉细胞已经坏死，尤其是听力超过 90 分贝时，需要通过人工耳蜗植入来提高有效听力。85 岁以上的听力下降者，还可能是大脑听觉皮质退化所致。

　　佩戴助听器有啸叫声的解决方法有两种。一是将普通耳塞换成定制的耳模，解决普通耳塞漏气所致的啸叫。另一种方法是佩戴开放式耳塞，耳塞不用密闭，没有啸叫声。听到声音过大或在嘈杂环境下不能忍受时，可采用高保真的助听器。目前较先进的助听器有自动分析背景环境、自动抑制背景噪声的功能，即使坐在轰鸣的汽车中也能够听清楚讲话。

　　选配助听器需要经过正规的选配程序，不可至店中随便购买。

　　助听器使用过程中有以下注意事项：①使用和存放时要做好防潮措施，保持机器干燥。②患有中耳炎时不要佩戴。③每 1～2 年要进行一次助听器的检测和调试，以保证助听器的正常使用和根据患者听力的变化程度适时地调节助听器的补偿功能。④定时清洁和保养。⑤特定助听器对应特定状态的耳朵，不能随便用于对侧耳。

（迟放鲁）

○ 摘编自《新民晚报》2013 年 2 月 25 日

十四、关注老年人听力健康

据 2002 年全国爱耳日调查资料显示，我国听力语言障碍人数高达 2 057 万，听力障碍者数量还以每年 2 万～4 万人的速度递增。有资料表明，30％以上的老年人有听力障碍，需要康复服务和帮助。

老年耳聋是指因听觉系统老化而引起的听力损失，其病理改变主要在耳蜗及蜗后。日常生活中主要表现为小声听不到，大声又怕吵，听到声音但听不清讲话内容，言语识别率下降，伴有耳鸣。

由于老年性耳聋是渐进式发生的，多数老年患者出现长期耳鸣、耳背时，会误以为是年龄大后正常的生理现象而未及时干预，逐渐导致重度听力障碍。日常生活中合理饮食、保持乐观情绪、避免劳累、适当活动，在医生指导下规范用药，积极防治心脏病、高血压、糖尿病等能引发动脉硬化的疾病，可有效延缓老年性耳聋。

现实生活中，有一些老年朋友喜欢用耳勺、火柴棒等挖耳朵。这是因为老年人耳道内分泌物减少，较为干燥，有时感到奇痒，掏耳可以得到暂时缓解。但是这样做容易碰伤耳道，引起感染。因此，要避免挖耳不当损伤耳朵。可用棉签浸入少许酒精或甘油轻擦耳道，或服用维生素 E、维生素 C 和鱼肝油，内耳发痒可得到一定缓解。

噪声、耳毒性药物等也是老年人听力下降的诱因。如果老年人长时间接触噪声，会使已经衰退的听觉更容易疲劳，听力迅速减退，发生噪声性耳聋。因此，老年人应尽量减少噪声接触。同时，老年人要谨慎或避免使用氨基糖苷类药如庆大霉素等。老年人听力减退与内耳血液循环减弱也有一定的关系，而局部按摩可增加血液循环。按摩时，可取翳风穴、听会穴，早晚各进行1次，每次 5～10 分钟。

老年性耳聋的早期表现通常为习惯将头转向讲话者一侧，身体向前倾；经常听错别人所说的话，或经常要求别人重复刚刚说过的话，尤其在嘈杂的环境中；习惯性地将电视音量开得过大，或跟人说话不是没反应就是答非所问，而且说话嗓门大。一旦出现这些症状时，应及早去医院就诊，当老年性耳聋级别在中度或中重度以上时，就应当进行干预，比如配戴合适的助听器等，保护残余听力。

老年人听力下降是一种退行性变，是一种正常现象。但一些老年人出于怕麻烦，会尽量减少同他人的言语交流，久而久之，老年人容易变得孤僻、易怒，认知能力下降，甚至会出现老年痴呆。因此，及早发现老年人听力障碍，当出现耳鸣、噪声环境下听觉能力和言语辨别能力下降等症状时，应到医院就诊。此外，对于家中有老年人有听力障碍的，儿女们要多加关心老年人。

老年性听力障碍是涉及外耳、中耳、内耳、听神经、传导经路和大脑皮质听区等多部位的病变。听力康复除了预防、药物治疗外，助听器的选配是一个有效的手段，有助于提高生活质量和人际交流能力。选用哪种类型的助听器取决于患者的听力实际状况，根据患者自身的需求来选择。

（敖华飞）

○ 摘编自"宝山区爱耳日科普讲座"2012 年

— 专家简介 —

敖华飞

敖华飞，主任医师、教授、硕士生导师，复旦大学附属浦东医院耳鼻咽喉科主任。

教育部论文评审专家，上海市科委专家库成员，中国中西医结合学会耳鼻咽喉专业委员会鼻炎鼻窦炎学组委员，上海市医学会耳鼻咽喉头颈外科专科分会委员，上海市中西医结合学会耳鼻咽喉科专业委员会委员。

擅长头颈肿瘤诊治。

十五、大力推广新生儿听力筛查

先天性听力损失是常见致残性疾病之一，已成为全球关注的重大公共卫生问题。正常新生儿中，双侧先天性听力损失的发病率约为 0.3%，远远高于苯丙酮尿症、甲状腺功能低下等的发病率，居目前可筛查的出生缺陷疾病之首。在我国，如按每年出生 1 900 万人口计算，平均每年大约要新增 5 万名先天性听力损失的患儿。如果不能早期发现这些先天性听力损失的儿童，就不可能对其提供早期诊断和早期干预的服务，他们就可能因听力损失致残。

对每一个新出生的小儿，在出生时住院期间（一般是出生后 48～72 小时之间最佳）由听力筛查技术人员到产科对其听力进行快速的初步测试（听力初筛），将新生儿分为"通过筛查"和"未通过筛查"两个群体。"通过"的新生儿说明听功能基本正常，"未通过"筛查的新生儿需在出生后 42 天内复筛；复筛通过的也说明听功能基本正常，而未通过复筛的需在 3 个月龄前到指定医院的耳鼻喉科听力诊断中心做进一步听力检查，最终确定是否真正存在听力障碍，以及听力障碍的程度（轻度聋、中度聋、重度聋和极重度聋）和性质（传导性耳聋、感音神经性和混合性聋）。

如果孩子被医院确定有听力障碍，那最好在 6 个月龄时到医院让专业人员帮孩子验配合适的助听器进行早期干预。助听器的作用是利用患者的残余听力，将外界的声音放大到患者能够听到声音的范围内，因此残余听力的多少决定验配助听器的效果。对于残余听力很少或没有残余听力的患者，如孩子各频率主客观检查均未引出反应（重度聋和极重度聋），且验配助听器 3～6 个月后也没什么效果，人工耳蜗植入有望重建听力。

新生儿听力筛查的目的，是早期发现孩子的听力问题并正确干预。

（1）早期发现。听力耳科门诊经常遇到这种现象，孩子 2 岁多了不会说话，家长带来到医院就诊，这种情况下绝大多数孩子最后被诊断是听力障碍问题。而此时对孩子来说发现存在听力问题就有点晚了，因为孩子已经错过了最佳学语期，即使在此时开始干预（如验配助听器或人工耳蜗植入），最终还是会影响到孩子语言能力的发育，严重者难以进入正常的幼儿园和小学学习，从而影响孩子健康成长并给家庭带来极大的负担。

（2）正确干预。听力耳科门诊还经常遇到孩子出生后就发现听力有问题，且 1 岁以前就验配了助听器，但是到 2 岁多了仍然不会说话。这种情况说明助听器没起作用，即没有验配好或听觉语言康复训练也没有跟上（很多家长是在市面上助听器店买一个，以为孩子戴上就会说话，事实上助听器的调试非常关键，而且要有一个多次调试达到逐步精确的过程，专业性特别强，最好是到专业医院去验配）。还有一种情况就是听力损失太重，助听器没效果，这时要及早进行人工耳蜗植入。可见，孩子听力障碍除了要早干预，还要干预到位并进行听觉语言康复训练。

（吴　皓　黄治物）

○ 摘编自《新民晚报》2011 年 2 月 28 日

十六、怎么房子转起来了

"哎哟，我晕得厉害，躺在床上向左一翻身就觉得房子转，翻身到右边就好了。"

经常有患者抱怨在某个特殊的体位出现眩晕、视物旋转感，换一个体位，眩晕即好转甚至消失。如果您也有上述的症状，那么您极有可能是得了位置性眩晕。良性阵发性位置性眩晕(耳石症)、偏头痛、脑干或小脑损伤等均可出现位置性眩晕。其中良性阵发性位置性眩晕发病率最高，且患病率随年龄增长而增多。

正常平衡功能的维持，需要机体完整的前庭觉、本体觉和视觉，以及它们在中枢神经系统内的整合。任何一处的病变或者功能障碍都将影响人的平衡感。前庭器官就在我们的耳朵里，一个耳朵有 3 根半规管和 2 个耳石器(椭圆囊和球囊)。良性阵发性位置性眩晕可分为管结石和嵴帽结石型。管结石是由于椭圆囊内的耳石脱落碎片进入半规管，并可能聚集成团块，当头位改变时会引起内淋巴液流动的畅通性不足，就如同一条小溪，中间有石头，溪水遇到石头时流动受阻一样。嵴帽结石型是由于耳石颗粒黏附在半规管壶腹的嵴帽上，提高了嵴帽对重力作用的敏感度而引起的眩晕。头部外伤，既往内耳病史，偏头痛，骨质疏松以及耳科手术史患者均较易出现良性阵发性位置性眩晕。

尽管良性阵发性位置性眩晕的发病率很高，但它也是一种治愈率很高的疾病。手法复位治疗被认为是最有效的治疗方法。它的原理是通过头部位置的调整，让脱落的耳石碎片回到椭圆囊内或使耳石从嵴帽上脱离。依据美国耳鼻咽喉-头颈外科协会良性阵发性位置性眩晕的诊疗指南，不推荐常规使用抑制眩晕的药物；除非症状严重，无法体检诊断及治疗的病患，用以暂时的缓解其恶心及呕吐，但不能长期使用。因此，若您出现了位置性眩晕的症状，还请您及时就诊。沪上部分三甲医院引进的耳石复位转椅，可专门用于治疗良性阵发性位置性眩晕。

（杨　军）

○ 摘编自《新民晚报》2014 年 5 月 26 日

—— 专家简介 ——

杨　军

杨军，主任医师、博士生导师，上海交通大学医学院附属新华医院耳鼻咽喉-头颈外科主任。

专业特长为耳显微、耳神经侧颅底外科，擅长人工耳蜗植入及眩晕疾病、听力障碍疾病、面神经疾病、听神经瘤、颈静脉孔区肿瘤的诊断与治疗。

十七、八成以上眩晕，病根在耳朵

突发没有先兆的眩晕是感觉外周世界或者自身突发旋转、晃动、行走不稳，常伴有恶心甚至呕吐。在日常生活中碰到的眩晕实例是晕车、晕船。

很多患者眩晕之后，首先到神经内科就诊，其实80%以上的眩晕是内耳病变造成的。这是因为头部运动的感受器在内耳中。对首次眩晕发作的老年心血管疾病患者，建议首先就诊神经内科，排除脑血管疾病。如果反复发作，没有发声和吞咽困难，意识清楚，肢体感觉和运动正常，可直接到耳鼻喉科就诊。

在眩晕疾病的检查中，听力检测非常重要，它可以反映内耳受累的情况，如果听力有下降，还要观察动态的变化。前庭功能检查可以观察患者有无功能下降和不对称。如果存在多个脑神经功能异常，或者存在肢体感觉和运动障碍，需检查磁共振以排除颅脑病变。

引起眩晕有以下4种常见内耳疾病。

（1）良性阵发性位置性眩晕：最常见的眩晕疾病，有时被称为"耳石症"。这种眩晕，常在变动头位后发生，如晾衣服，低头捡物品或系鞋带，卧床或者翻身时发作，多数患者眩晕强烈，有的患者诉说整个床在翻转，突然摔倒或者被人推落悬崖的感觉，给患者非常恐怖的体验。症状轻的患者可以仅表现为转头时眩晕，或行走不稳。耳石脱落移位，很容易通过复位治疗。

（2）梅尼埃病：典型症状是发作性眩晕、耳鸣及波动性听力障碍。眩晕发作时间20分钟至数个小时，听力曲线多数为低频下降。预防方面目前多主张清淡饮食，限制盐的摄入，少喝咖啡和浓茶，不吸烟不喝酒，注意休息。

（3）前庭神经炎：病毒感染导致前庭神经出现炎症和功能受损，突发眩晕，可能有耳鸣但没有听力损失。患者的眩晕症状重，常延续数日。治疗用激素控制炎症，短期使用镇静剂控制症状，眩晕缓解后鼓励功能锻炼。

（4）突发性耳聋伴眩晕：眩晕症状类似于前庭神经炎，但伴有听力下降，这部分患者除了控制眩晕症状，还需要尽快治疗听力下降。

眩晕发作期间，患者常不能很好进食，加上呕吐，容易出现水和电解质平衡失调，因此要尽可能通过少吃多餐补充水和营养。急性眩晕症状缓解后，患者常有平衡障碍，这是前庭功能下降或者两侧不对称引起的，应鼓励患者多活动，尤其是头部朝各个方向的运动。

（王武庆）

○ 摘编自《大众医学》2013 年 1 月

— 专家简介 —

王武庆

王武庆，主任医师、博士生导师，复旦大学附属眼耳鼻喉科医院耳鼻咽喉头颈外科主任医师。

专业方向为耳神经科学，专注耳神经显微外科、听力重建、面瘫、耳畸形、眩晕、耳聋、耳部和腮腺肿瘤的诊治和研究。

十八、最常见的眩晕病——耳石症

耳石症，临床上的标准名称是良性阵发性位置性眩晕。它是指当头位快速移动到某一特定的位置时激发的短暂的、阵发性眩晕。大部分患者发病表现为起床、躺下或者在床上翻身时引起天旋地转的感觉，伴恶心、呕吐。眩晕发作时间短暂，几秒钟或几十秒钟，很少超过一分钟。

原来，人体的内耳除了有听觉作用外，还是一个维持平衡的器官，包括前庭和半规管两个部分。其中，前庭椭圆囊和球囊的囊斑上有形状像石头的碳酸钙结晶，可以感受直线加速度和重力的变化，这些碳酸钙的结晶称为耳石。而 3 个半规管互呈 90°夹角，开口于前庭，可以感受角加速度的变化。若前庭的耳石脱落，掉进了半规管，头位变动时就会引起眩晕。

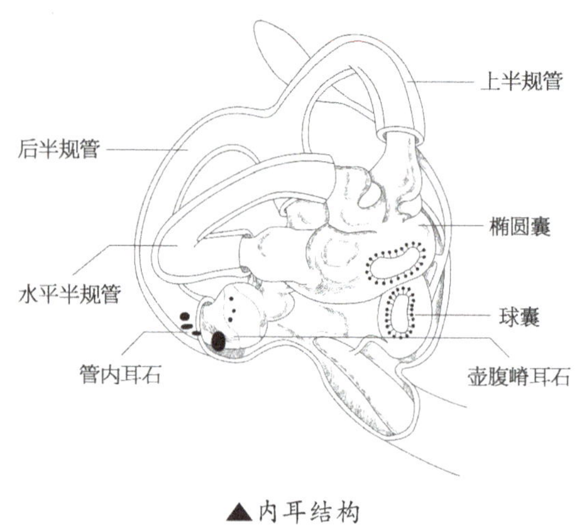

▲ 内耳结构

耳石症最主要的临床表现是：①特定头位改变而诱发的阵发性短暂眩晕。②每次持续时间一般不超过 1 分钟。③有一定的潜伏期，一般头位改变数秒后才出现症状。④有适应性或易疲劳性，即反复转到刺激位置眩晕程度会减弱。⑤有自愈性，病情可在数周或数月内自行缓解，少数人可延续到数年。通过患者叙述的病史，医生基本能对耳石症做出最初的判断，但最终确诊需经过严格的检查。耳石脱落的位置不同，可以表现出不同方向的眼震。

　　TRV 转椅(耳石复位转椅)是目前世界上最先进的诊治耳石症的仪器之一，该仪器将患者和转椅固定为一体，通过旋转轴可以高度精确、简捷地把患者的头置于所需要的位置上，变位过程中头部和躯体保持一致，避免颈部转动引起眩晕，同时，通过红外影像眼震电图系统可将细微眼震详细记录下来，能准确诊断并精确定位半规管耳石。该仪器还能用来进行耳石复位，其原理是利用沿准确方向旋转后急停的重力加速将耳石、特别是细小的耳石复位，效果良好。一般患者经过 1～3 次复位治疗，基本都能完全康复。

　　患者在治疗结束 1 周内要注意休息，起床及后仰动作宜缓慢；2 周后可进行完全正常的活动。有研究表明，耳石脱落可能和缺钙有关。因此，经常发作耳石症的患者，宜适量补充些钙剂。

（王　璟）

○ 摘编自《新民晚报》2014 年 8 月 4 日

—— 专家简介 ——

王　璟

　　王璟，副主任医师、硕士生导师，复旦大学附属眼耳鼻喉科医院耳鼻咽喉头颈外科副主任医师。

　　中国医师协会耳鼻咽喉科分会委员兼秘书，上海市中西医结合学会眩晕病专业委员会副主任委员。

　　擅长耳内科疾病诊治和分泌性中耳炎的手术治疗。

十九、晕车者还能开车吗

有些人在乘车、船有时头晕、呕吐现象，经诊断为晕动病。那么晕动病患者能开车吗？应如何治疗？

晕动病是因机体暴露于运动环境中，受不适宜的运动环境刺激而引起头晕、上腹部不适、恶心、呕吐、出冷汗、面色苍白等前庭和自主神经反应为主的疾病。晕动病因运动环境的不同而分为晕机病、晕车病、晕船病等。它的发病原因有感觉冲突、神经不匹配、前庭器官敏感性过高及血液动力学改变等。晕动病的症状可分为轻、中、重三种。轻者有咽部不适、唾液增多、疲乏、头晕、头痛、嗜睡、面色稍苍白等症状；较重者有恶心、呕吐、头晕、头痛加重、面色苍白、出冷汗等症状；重者有呕吐不止、心慌、胸闷、四肢冰冷、表情淡漠、唇干舌燥等状，严重时会出现脱水、电解质紊乱等。

在乘车、船、飞机时如出现上述症状，即可诊断为此病。鉴于晕动病的不良后果，患者在未治愈前是不能开车的，以免给自己和他人带来安全隐患。

目前防治晕动病的常用方法是减少冲突的感觉输入，控制症状，加速对运动环境的适应。可选择以下几种方法进行治疗。

（1）脱离致病的运动环境：这是一种有效的预防方法，但也是一种消极的方法。因为它要求从事或即将从事某种工作的专业人员，远离交通工具，这势必影响他们的工作和日常生活。

（2）药物防治：目前，还没有防治晕动病的理想药物。地西泮（安定）、苯海拉明、茶苯海明（乘晕宁）等药物虽有降低晕动的作用，但患者服用此类药后禁止从事开车、开船等危险工作。

（3）适应性训练：让乘某种交通工具（如车）发生晕动病的患者，反复多次乘坐这种交通工具，使他的机体逐渐适应这种运动环境而不发病或减轻发病的症状。但这种方法效果有限，并且这种训练需反复进行，否则经适应性训练后获得的效果会消退。

（4）前庭平衡功能训练：这是目前国内外主要使用的方法。它包括体操训练、运动器材训练和脱敏训练。通过训练可降低机体晕动病发病率，减轻症状。

这种训练常与自我放松和生物反馈训练相结合，以提高训练效果。

（李克勇）

○ 摘编自《家庭医药》2003 年第 3 期

— 专家简介 —

李克勇

李克勇，主任医师、教授、博士生导师，上海交通大学附属第一人民医院耳鼻咽喉-头颈外科主任医师。

主要临床领域为保留或提高听力的中内耳显微手术，听力学，鼻内窥镜手术，面神经手术。

二十、手术治疗外伤性面瘫

　　张先生出车祸被一辆大货车撞倒，当即昏迷，经检查有颅底骨折和颅内出血，在神经外科手术清除了颅内血肿后 4 天苏醒过来，但发现嘴歪了，医生诊断为右侧外伤性面瘫，予使用激素冲击治疗，还用了针灸、理疗等方法，3 月余都不见效果。

　　给张先生进行进一步检查，经过 CT 扫描发现面神经位于乳突段正好被骨折线横过。为张先生行面神经减压手术，把嵌压在他面神经上的碎骨片取了出来。术后 4 个多月面肌运动已经基本恢复正常。

　　面瘫的病因多种多样，治疗方法不能一刀切，应该明确面瘫发生的原因区别对待。外伤性面瘫就是其中比较特殊的一种。患者的面神经受到直接外力损伤后，有的是面神经被骨折块压迫；有的是神经鞘膜内血肿压迫了神经；有的外伤严重时面神经干脆就被切断了。这些情况下，一些传统的保守治疗方法不会有作用，容易错过治疗时机，造成神经再生不良，导致患侧面肌挛缩等后遗症。因此，外伤性面瘫一定要针对受伤的病因抓紧治疗。

　　一般来说，外伤 1～2 周后才缓慢出现的面瘫预后较好，外伤即刻就发生面瘫的很难自愈，但有时由于病情复杂，比如伤后昏迷掩盖了面瘫的表现，临床上很难判断面瘫是否为即刻发生。由于这些患者往往还有更严重的危及生命的外伤需要处理，对面神经损伤的关注不得不放到了第二位。但一旦患者的病情稳定，就应开始对面神经损伤的诊疗工作，以免延误。现代的面神经外科已发展为建立在病因治疗基础上的一种安全有效的微创技术，不太可靠的经验已让位于先进的影像学和电生理检查技术，通过检查，能够清楚地确认面神经受伤的部位和程度，帮助医生决定患者是否需要积极的手术治疗。

特别提醒

　　对于外伤性面瘫经过检查诊断为面瘫不能自愈的患者，应该马上进行手术修复，因为神经组织是人体内自我修复功能最差的组织，创伤处的瘢痕一旦形成，会对以后的神经修复工作造成非常大的麻烦。

（杨　军）

○ 摘编自《新民晚报》2012 年 1 月 26 日

二十一、怎么突然就"嘴歪眼斜"了

　　早春二月,天气还有些寒冷,老李一觉醒来发现自己的口角有点流口水,左边眼睛也闭不拢了,到医院一检查,医生告诉老李,他患上了"贝尔面瘫"。

　　贝尔面瘫系指临床上不能肯定病因的不伴有其他特征或症状的单纯性周围性面神经麻痹。发病突然,发病前一般无先兆症状,常在晨起时发现有面瘫,多单侧发生,个别为双侧发生。贝尔面瘫在耳科临床比较常见,预后大多不错。

　　贝尔面瘫的高发年龄是 15～45 岁,平均好发年龄为 40 岁左右。通常由疲劳、天气寒冷、免疫力低下、病毒感染引起。一般情况下,80％～85％的患者可以完全或大部分功能恢复,约 15％的患者恢复较差,可能需要手术治疗。

　　医生通过检查可以初步判断预后并采取相应的治疗措施,比如发病 3 周内,面神经电图变性 90％以下可以继续保守治疗,如果变性大于 95％可能就要考虑手术。一般手术时机控制在发病后 2～3 个月,否则手术效果不一定满意,因此患者应该尽早就诊。

　　还有一个判断预后的简单方法:如果发病后 1 周就开始有功能恢复的患者,几乎 100％都能康复;第 2 周开始恢复的患者,有 80％以上预后良好;第 3 周才开始恢复的患者,60％左右能恢复正常。

　　贝尔面瘫如果不能保守治疗,医生会考虑手术。手术的目的是要将困在面神经骨管内的神经纤维"解放"出来,从而释放神经的高内压。这是一个标准的耳显微外科手术,瘢痕在耳朵后面,术后的耳朵眼大小和以前一样,一般不会有严重并发症,患者无需太担心。

（陈　兵）

○ 摘编自《家庭医药》2015 年第 3 期

—— 专家简介 ——

陈 兵

陈兵，主任医师、教授、博士生导师，复旦大学附属眼耳鼻喉科医院耳鼻咽喉头颈外科副主任。

擅长慢性中耳炎、耳硬化、听骨链畸形等传导性耳聋的听力重建；重度耳聋人工耳蜗植入；周围性面瘫显微外科治疗；颈静脉球体瘤、岩尖胆脂瘤及其他侧颅底肿瘤的显微外科治疗。

二十二、耳鸣，肾之"过"吗

　　耳鸣是耳科的常见病症，指患者自己能听到如蝉鸣、汽笛、嘶嘶或嗡嗡等声音，在其周围却找不到相应的声源。耳鸣患者常被这些无法摆脱的噪声搅得心神不宁，非常苦恼。

　　西医对耳鸣的发病机制还不太清楚，中医理论则认为"肾开窍于耳"。因此，许多人认为耳鸣是肾虚所致。其实中医所指的"肾"，比西医所指的"肾"要复杂得多，其生理功能包括藏精，主生长、发育、生殖和水液代谢；肾主骨生髓，外荣于发，开窍于耳和二阴，为脏腑阴阳之本，生命之源，故称肾为"先天之本"。肾虚可能在一定程度上参与了耳鸣的发病，但是如果认为所有的耳鸣都是肾虚引起的，就会走入误区。绝大多数耳鸣患者并不伴有肾虚的症状。

　　当耳鸣发生后，不少人根据民间传说购买补肾的药物如六味地黄丸、金匮肾气丸等，但效果并不尽如人意。经过长期的临床观察和经验总结发现，在所有耳鸣病因分型中，真正肾精亏虚型仅占15％，而脾胃虚弱型约占55％，气滞血瘀型约占20％，其他类型约占10％。服用补肾药物只对一小部分真正因肾精亏虚引起耳鸣的患者有效，对大部分耳鸣患者无效，甚至可导致耳鸣加重。因此，耳鸣患者不能擅自服用补肾药物，而应先去相应的耳鸣专病门诊求诊，经医生辨证后开出相应的处方进行治疗。

　　经过多年合作研究，国内耳鸣专家已经初步达成了一些共识：耳鸣是多因素诱发的；耳鸣可以被治疗（即可以得到控制）；耳鸣患者最好接受心理疏导；对耳鸣患者来说，药物不是必需的，因为现在尚无治疗耳鸣的特效药物。

　　针对这些情况，在日常生活中，耳鸣患者要有乐观开朗的心态。建立有规律的工作和生活方式，有助于耳鸣的减轻。一旦遇到耳鸣加重的情况，应及时咨询专科医生。

（李　明　柳普照）

○ 摘编自《大众医学》2011年3月

—— 专家简介 ——

李　明

李明，上海中医药大学附属岳阳中西医结合医院耳鼻喉咽科主任医师。

任中国中西医结合学会耳鼻咽喉科专业委员会秘书长、耳鸣专家委员会主任，上海市中西医结合学会耳鼻咽喉科专业委员会副主任委员等职。

擅长耳鸣、耳聋的综合治疗，多年来致力于耳鸣、耳聋的基础和临床研究。

鼻｜科｜

二十三、珍惜你的嗅觉

　　嗅觉是生物进化过程中最古老的原始感觉之一。虽说嗅觉不好的人相当多，但在五官感觉中，比起视、听、味、平衡等感觉，嗅觉障碍似乎最少受到人们重视。伤风鼻塞，不闻香臭，可谓司空见惯。

　　实际上，嗅觉对人类生命活动同样是不可缺少的，例如从气味发觉煤气泄漏而避开有害气体的侵害、闻到饭菜香味以促进胃口大开等，而嗅觉好坏对从事某些工种的专业人员，如调香师、调酒师、厨师等，更是至关重要。在医学上，医生通过闻患者的体味、排泄物的气味作为诊断的依据；法医或病理科医生从尸体散发出的气味中寻找死因线索；嗅觉障碍可能是某些颅内病变或精神性疾病的早期信号等。闻气味，还可以作为幼儿智力开发的一个训练项目。

　　从病变的性质和部位看，嗅觉减退可分呼吸性、感觉性以及两者兼而有之的混合性三种类型。呼吸性嗅觉障碍通过手术等治疗措施，解决了呼吸道阻塞问题，使气味分子能顺利到达位于鼻腔上部的嗅黏膜，多半能起到治疗作用。而感觉性嗅觉障碍为嗅神经系统病变引起，治疗起来常常是疗效欠佳及缺少把握的。一般来说，神经元细胞都比较脆弱，容易受损且很难再生，但现代相关基础研究已证实，嗅神经元死亡后能够再生。

　　倘若一个人嗅觉不好，其生活质量必将大打折扣，生活乐趣势必减少许多。因此，我们每个人都应珍惜自己正常的嗅觉，等到出现嗅觉不好时再来"亡羊补牢"常已晚矣。预防嗅觉减退的重要一点是增强体质、防止感冒。感冒发病率高，且容易继发慢性鼻炎、鼻窦炎、鼻息肉而导致嗅觉失灵，病毒也会直接侵害嗅觉感受器，这是造成嗅觉障碍最常见的原因；戒烟和提高环境空气质量，对保护嗅黏膜同样起着重要的作用。

（张重华　李艳青）

○ 摘编自《大众医学》2005 年 9 月

—— 专家简介 ——

张重华

张重华，主任医师、博士生导师，复旦大学附属眼耳鼻喉科医院耳鼻咽喉头颈外科终身教授。

擅长用内治与外治、调身与调心、个体与环境三结合的方法，吸取西医现代科技之所长及中医的特色疗法及验方，重点研究治疗本科常见、多发病中的顽固、难治病，倡用食疗，治病努力做到简便廉验，并体现"治未病"理念的预防作用。

二十四、鼻腔为什么会过敏

　　打喷嚏、流鼻涕、鼻痒、鼻塞，是过敏性鼻炎的四大症状，很多人都吃过过敏性鼻炎的苦头，为何过敏性鼻炎的患者越来越多？为什么过敏性鼻炎似乎久治难愈？鼻子干痒、堵塞难受的时候，有什么好办法可以缓解症状？

　　在我国大约有 1/10 的中国人患有不同程度的过敏性鼻炎。过敏性鼻炎在上海也相当普遍。以前的自然环境比现在好很多，因此，患有过敏性鼻炎的人相对较少；而现在工业污染、汽车废气、装修中的甲醛等污染增多，导致更多的人出现过敏性鼻炎。

　　过敏性鼻炎是个体接触过敏原后鼻腔黏膜产生的变态反应。除了打喷嚏、流鼻涕、鼻痒、鼻塞这四大症状外，过敏性鼻炎还有其他的表现。比如，有的患者因为鼻塞情况严重而不得不长期张口呼吸，导致体内血氧浓度大降低，出现精神萎靡及头疼，再加上鼻腔分泌物在夜间流向咽部，经常刺激咽喉，容易产生咽喉部慢性炎症病变及反复咳嗽。

　　由于鼻黏膜与呼吸道其他部位是互相连续的，而且同样具有体内黏膜免疫系统的相关组织与功能特征，因此，鼻黏膜的变态反应可以引起其他器官乃至全身反应，如支气管哮喘、过敏性咽喉炎、过敏性结膜炎、分泌性中耳炎等，并可影响患者的睡眠、发音功能、面部发育等。

　　过敏性鼻炎的发病原因有以下几种。

　　（1）过敏体质。过敏性鼻炎一般特定发生在具有过敏性体质的人身上，过敏性体质与基因有关，通常为遗传所致，过敏性鼻炎患者大多有过敏家族史。不过，近年由于工业化进程的加快，大气污染加剧，使有些原本非过敏性体质的人也变成过敏性体质，因此，现在过敏性鼻炎患者数量出现了增多的趋势。

　　（2）室内过敏原。在家中，最主要的过敏原包括尘螨、霉菌、宠物毛发、昆虫等。在与人体密切接触的床上用品、内衣上，尘螨及其排泄物较多；室内霉菌易在潮湿、温暖、通气不良的环境中生长；多种昆虫，包括蟋蟀、苍蝇、飞蛾，特别是蟑螂的排泄物都是过敏原。因此室内要保持清洁、经常通风，衣物要常换洗，并放在太阳下晾晒。

　　（3）室外过敏原。花粉、香樟、核桃树、榛子树、杜松子树、杨树、桦树和橡树等都是室外过敏原。另外，近年来随着车辆的增加，柴油废气中的芳香烃颗粒以及家庭装修中的甲醛等，它们虽然不是过敏原，却是季节性过敏性鼻炎发作的强刺激物。

针对体质和过敏原，对过敏性鼻炎的自我防治提出了 6 条建议：①勿熬夜，勿久坐不动、长时间用电脑；勿对着空调或风扇直接吹。②勿过食生冷、辛辣等刺激的食物，尽量少饮酒及饮料。③坚持早晚深呼吸锻炼，如能坚持游泳、慢跑等锻炼更好。④鼻子干痒时可用冷水吸洗数次，或用淡盐水滴鼻、洗鼻，坚持数天。⑤发作时饮大量温水，使微微出汗，但注意不要汗出当风。⑥生活规律、简单。《黄帝内经》中说："恬淡虚无，真气从之，精神内守，病安从来？"

（王珮华　王钟颖）

—— 专家简介 ——

王珮华

王珮华，主任医师、研究生导师，上海交通大学医学院附属第九人民医院耳鼻咽喉科科主任，上海交通大学医学院耳鼻咽喉科学系副主任。

兼任中国医师协会耳鼻咽喉科医师分会常委；中国医疗保健国际交流促进会耳鼻咽喉头颈外科分会、整形与美容分会常委。

研究方向是"耳鼻外伤与畸形的功能与形态重建"。

二十五、过敏性鼻炎知多少

从西医的角度了解过敏性鼻炎

过敏性鼻炎又称变应性鼻炎，是特异性个体接触过敏原后鼻黏膜发生慢性炎症反应所致。常见的过敏原有吸入性过敏原如尘螨、真菌、动物皮毛、羽毛、植物花粉等；食物性过敏原如鱼虾、鸡蛋、牛奶、花生、芒果等；其他如某些药品、化妆品，某些细菌及其毒素、物理因素（如冷热变化，温度不调）等也可能致病。临床表现以阵发性鼻痒、喷嚏频发、流大量清水鼻涕为特点，伴有鼻塞、目痒等。部分患者可合并变应性哮喘。检查方法有鼻腔分泌物涂片、激发试验如皮肤划痕试验等，可协助诊断。过敏性鼻炎治疗主要是缓解症状、预防及减少发病。常用的西药有糖皮质激素类鼻喷剂、抗组胺药，减充血剂可短期应用。

从中医的角度了解过敏性鼻炎

过敏性鼻炎属中医"鼻鼽"范畴。鼻鼽由脏腑虚损、卫表不固，或体质特异、外邪刺激所致，以发作性鼻痒、连续打喷嚏、流清涕、鼻塞为特征。《素问玄机原病式》中记载，"鼽，出清涕也""嚏，鼻中因痒而气喷作于声也"。其病多因正虚，尤其是肺、脾、肾三脏功能失调，风邪乘虚而入发病。中医学认为，肺主一身之皮毛，肺气虚寒，卫表不固，腠理疏松，则风寒邪气易乘虚而入，循经上犯鼻窍，表现为鼻痒打喷嚏，格邪外出。《太平圣惠方》卷三十七曰："肺气通于鼻，其脏若冷，随气乘于鼻，故使津液浊涕，不能自收也。"临床常伴有恶风怕冷，气短乏力，自汗，舌淡胖、苔薄白，脉细弱等肺气虚弱征象。脾为气血生化之源，脾气虚弱，气血生化无源，则肺气也虚，鼻失濡养；脾气虚弱，运化失司，津液敷布影响，不能通调水道，水湿上犯鼻窍。临床上见有鼻塞较重，鼻涕量多，倦怠乏力，食少便溏，舌淡、苔白，脉濡弱等脾气虚弱征象，治以见脾益气为主。肺脾气虚，通调水道功能失调，影响津液输布，湿浊内阻，导致鼻黏膜水肿。肾为气之根，肾虚，肾不纳气，耗散于外，上越鼻窍，肾阳不足，摄纳无权，水湿上犯，可使清涕连连。《素问·宣明五气篇》提出"肾为欠、为嚏"，临床常喷嚏频作，流大量清涕，伴有形寒肢冷，畏寒，腰膝酸软，夜尿频多，小便清长，舌淡、苔白，脉沉细。治以肾固涩为主。

● 过敏性鼻炎的中医证型分类

中医证名	鼻部主要症状	全身症状	治 法	食疗法
肺气虚寒证	发作性鼻奇痒、喷嚏连作、流清水鼻涕、鼻塞。鼻黏膜色淡、水肿	恶风怕冷，气短乏力，语声低，自汗，易患感冒、经常咳嗽、咳痰。舌淡胖，苔薄白；脉细弱	温肺补气为主	莲子屏风肉 百合大枣粥
脾气虚弱证	发作性鼻痒、喷嚏连作、清涕量多、鼻塞较重、嗅觉减退。鼻黏膜苍白、水肿明显，鼻甲肥大	腹胀纳呆，食少便溏，倦怠乏力。舌淡红，苔薄白；脉濡弱	健脾益气为主	白扁豆粥 灵芝红枣鹌鹑蛋汤 白萝卜羊肉汤
肾阳不足证	发作频繁，鼻痒、连续不断打喷嚏、清涕量多、鼻塞、嗅觉减退。鼻黏膜淡白或淡紫色，水肿较甚	面色㿠白，形寒肢冷、腰膝酸软，夜尿频多，小便清长。舌淡，苔白而润；脉沉细	温肺固涩为主	鳝鱼煲猪肾 羊脊髓骨炖汤
肺经伏热证	发作性鼻痒、喷嚏连作、流清涕或黏稠涕，鼻塞重。鼻黏膜红肿	面红、口干、喜冷饮。舌红，苔薄白或薄黄；脉数	清肺泄热为主	黄芩炖猪肚 丝瓜络煲猪瘦肉 香蕉粥 香蕉蛋饼

（张重华）

○ 摘编自《眼耳鼻喉科常见疾病的食疗保健》2015 年

二十六、鼻炎——从自己喷药到手术开刀

　　鼻炎与鼻窦炎往往同时发生，目前更多地使用"鼻-鼻窦炎"一词。鼻-鼻窦炎分为急性鼻-鼻窦炎与慢性鼻-鼻窦炎两种，急性鼻-鼻窦炎一般都在感冒以后发生。急性鼻-鼻窦炎本身就是感冒的一部分，就是平常所说的病毒性鼻-鼻窦炎。感冒常发于日常生活，通常5～7天就会痊愈，病毒性鼻-鼻窦炎也是如此，一般不超过10天就会康复，感冒好了，它就好了。如果没有康复，则会转变为细菌性鼻-鼻窦炎，也是急性鼻-鼻窦炎的一种。细菌性鼻-鼻窦炎的治疗，一般用抗生素类药就可以治愈，需要时要配合一些鼻腔冲洗和鼻用激素类药等。

　　需要手术治疗的一般都是慢性鼻-鼻窦炎，其情况要相对复杂，病因与细菌感染、霉菌感染、环境等都有关。患者首先会有鼻塞、浓鼻涕、闻不到味道甚至头痛的症状出现，在医生诊看鼻腔内有分泌物或者鼻息肉时，便可确诊为慢性鼻-鼻窦炎。如今还可以做更仔细全面的鼻内窥镜和CT检查。

　　如果患者鼻子里有明显的息肉，脓鼻涕很多，经过药物治疗后效果不好，医生根据鼻-鼻窦炎对患者的全身影响的程度来决定是否要进行手术，如果经常头痛、精力不好到影响工作、学习和生活质量，就要考虑做手术。有的鼻-鼻窦炎患者说鼻-鼻窦炎是"小菜一碟"，有人却被它折磨得叫苦不迭。当情况无法好转或缓解的时候，应及时到医院就诊，不耽误最佳治疗时机。

（王德辉）

○ 摘编自"39健康网"2009年7月16日

—— 专家简介 ——

王德辉

　　王德辉，博士生导师、教授，复旦大学附属眼耳鼻喉科医院副院长，中华医学会耳鼻咽喉-头颈外科学分会副主任委员，上海市医学会耳鼻咽喉头颈外科专科分会主任委员。

　　擅长鼻科基础研究和鼻内镜及颅底外科。

二十七、孕妇患了鼻炎怎么办

孕妇鼻炎就是我们平时所说的"妊娠期鼻炎"。一般表现为鼻涕增多,鼻孔堵塞的现象。严重者常用口呼吸,以致口干舌燥,影响睡眠。这是一种只发生在怀孕期间的耳鼻喉疾病。有很多准妈妈在怀孕期间总会有"感冒"的表现,很担心会对孩子造成影响。据有关资料统计,约有 20% 的孕妇会发生妊娠期鼻炎,尤以怀孕 3 个月时更为明显。

怀孕后易患鼻炎,这是因为女性鼻黏膜对雌激素反应较敏感。有些女性在性激素周期性变化影响下,鼻黏膜还会发生与子宫内膜相似的周期性出血现象。怀孕后雌激素水平增高,引起鼻黏膜超过敏反应,导致小血管扩张,鼻腔细胞水肿,腺体分泌旺盛,这就出现鼻塞、流涕、打喷嚏等症状,这些症状发生在妊娠期,分娩后能自行缓解。其实,其病理变化是血管的舒缩障碍,而且除怀孕外,只要有雌激素升高的情况,如青春期、月经期、长期服避孕药等,都有可能会引起鼻炎。

另外,原本就患有过敏性鼻炎的患者,怀孕后由于药物治疗的暂停,往往会鼻炎愈发严重,难以控制。

孕妇鼻炎对胎儿也有一定的影响。过敏性鼻炎的孕妇,在鼻塞时会感到心烦意乱,睡眠不好,这对胎儿的发育极为不利。孕妇鼻炎的长时间严重鼻塞症状有可能会造成胎儿宫内缺氧。其次,孕妇患了鼻炎,如果服用药物不当,后果难以预料。

那孕妇得了鼻炎该怎么办呢? 对付孕妇鼻炎有以下方法。

(1) 一旦孕妇发生鼻塞、流涕等症状,一般以局部对症治疗为主,尽量避免全身用药。尽量避免使用血管收缩剂,但严重的鼻塞影响生活者,在局部可适当应用血管收缩剂,但不宜长期使用,一般在 3～5 天。

(2) 注意环境卫生,尽量避免室外的花粉、粉尘,室内的螨虫、霉菌等过敏原的接触。过敏性鼻炎患者可以使用"花粉阻隔剂"每日涂抹鼻前庭,预防过敏原进入鼻腔。同时可适当清洗鼻腔,如用生理盐水或海水喷雾剂喷鼻。

(3) 孕妇过敏性鼻炎如一般治疗无效时,在清除鼻腔分泌物后,也可用全身生物利用度低的,也就是全身吸收少的糖皮质激素类鼻腔喷雾剂,既能减轻局部水肿及充血,全身副作用又较小。

（4）如果出现急性鼻炎,有脓性鼻涕时,可在医生指导下使用抗菌药物,但禁用耳毒性抗生素,如链霉素、庆大霉素等。

（龚静蓉）

○ 摘编自《鼻-鼻窦炎咨询》2016 年

—— 专家简介 ——

龚静蓉

龚静蓉,主任医师,复旦大学附属上海市第五人民医院耳鼻喉科主任。

上海市医学会耳鼻咽喉头颈外科专科分会鼻科学组委员,上海市医师协会耳鼻咽喉科医师分会第一届专业委员会委员,上海市科普作家协会会员。

二十八、鼻用激素治疗儿童过敏性鼻炎

小儿过敏性鼻炎多在 2 岁后发生，6～10 岁为高发年龄。对于患有过敏性鼻炎的患儿，医生会推荐使用糖皮质激素喷鼻剂，然而家长常常"谈激素色变"，认为激素的副作用很大，不愿意治疗或者一旦症状好转就自行停药。

糖皮质激素有明显的抗炎、抗过敏和抗水肿作用，不少患者对鼻用激素存在认识的误区，平时大家所接触的激素多指全身运用的糖皮质激素（注射或口服），其产生的副作用确实是不可低估的。而鼻喷激素是局部用药，其使用的剂量相对全身用药来说是非常少的。有研究数据显示：使用推荐剂量的鼻用激素（连续应用 2 年）对儿童生长没有影响。当然，并不是说鼻用激素没有任何副作用，有少数患者长期应用可能出现鼻腔干燥、鼻出血等不良反应。可以通过配合正确的喷药方法，控制剂量和使用疗程等以达到最佳治疗效果和最小副作用。

鼻喷激素最好在早晨使用，因为早晨用药与体内激素分泌时间相对一致，这样即使长期反复使用对患者自身激素分泌也不至于产生抑制，就可以大大减少副作用。对于合并有哮喘的孩子，易在夜间发作，因夜间体内自身激素水平最低，这时喷入或吸入激素对预防哮喘发作很有作用。

鼻用激素对于儿童过敏性鼻炎是安全推荐的治疗药物，但决不意味着可以随意用药。应在医生指导下规范用药，有利于尽快缓解病情，缩短疗程。

（蔡昌枰）

○ 摘编自《家庭用药》2016 年第 2 期

— 专家简介 —

蔡昌枰

蔡昌枰，主任医师，上海交通大学医学院附属瑞金医院耳鼻咽喉科主任。

上海交通大学医学院耳鼻咽喉科研究所及耳科学研究所副所长，上海市医疗事故技术鉴定专家委员会委员。

擅长运用鼻内镜微创外科技术治疗慢性鼻窦炎和鼻息肉，阻塞性睡眠呼吸暂停综合征的手术治疗、各种类型中耳炎的诊治等。

二十九、鼻子关乎健康，也需细心呵护

近年来，随着环境污染的加剧，鼻部疾病的发病率呈现上升趋势。为了引起公众对呼吸健康和鼻部疾病的关注，每年 4 月的第 2 个星期六被设定为"全国爱鼻日"，养成爱鼻护鼻的 6 个好习惯，预防鼻部疾病，避免给生活带来不适。

"善待"鼻毛

鼻毛有过滤、吸附空气中的灰尘和细菌的作用，以防止其进入呼吸道的深部。随意用手指挖鼻孔、拔鼻毛，很容易损伤鼻腔黏膜，或引起出血、鼻前庭炎症等。少数炎症还会通过面部三角区的静脉回流波及颅内而引发危险。

如果鼻毛过长，露出鼻孔，可以先将鼻腔清洗干净，然后小心地用鼻毛修剪器将过长的鼻毛修剪。

保持卫生

鼻子是保证人体呼吸顺畅的"第一器官"，也最易受到细菌的感染。保持鼻腔卫生对鼻部健康非常重要。鼻部有炎症或鼻部手术后的患者，应该在医生指导下使用生理盐水清洗鼻腔。具体方法如下：弯腰，面部朝下，双手捧水至鼻孔处；将水由鼻子轻轻吸入，而后呼出。也可用专门的鼻腔清洗器或鼻腔护理喷雾进行鼻腔清洗。

正确擤鼻

擤鼻涕是生活中常见的动作之一，但能正确掌握擤鼻涕方法的人却并不多。正确方法为：以轻柔手法，先擤一侧再擤另外一侧。切忌按压双侧鼻腔并用力猛擤，这样不仅容易造成头颅内压力不平衡，影响听力，并且易致鼻涕进入咽鼓管和鼓室，继发急性中耳炎。研究表明，经常不正确的擤鼻还会使鼻腔黏液进入鼻窦，使鼻窦成为病原菌滋生的温床，引起或加重鼻部炎症。

坚持按摩

无论何种季节，都最好用冷水洗脸，并坚持按摩鼻部，这样能疏通经络、促进鼻部的血液循环，对鼻部健康大有益处。具体方法为：先用食指和拇指按揉鼻翼两侧的迎香穴 20～30 次，然后用摩擦发热的手掌轻轻按摩鼻尖、鼻翼，顺时针、逆时针各 10 次。可改善鼻内的血液循环，提高抗冷御寒能力。

定期除螨防鼻炎

螨虫是我国过敏性疾病患者最主要的过敏原。控制尘螨的方法有以下几种：①床上用品要定期清洗、烘干。使用普通洗衣粉在 25 ℃、洗涤 5 分钟的条件下，即可驱除绝大多数螨虫等过敏原，如果使用杀螨虫的洗涤剂，驱螨效果则更佳。②过敏性鼻炎患者一定要加强室内的清洁和通风，定期清洗空调的过滤网。③尽量不要在地下室生活，因为地下室中的空气无法与外界形成较好的对流，且相对湿度较大，是螨虫绝佳的繁殖环境。④最好使用防螨床垫、被套、枕套，并避免使用地毯。⑤儿童不宜玩绒毛等织物玩具，尽量不穿羊毛内衣等。

鼻出血时勿后仰

在许多人看来，一旦出鼻血，第一反应就是仰头。殊不知，这样很容易导致鼻血倒流入咽喉、胃部等，对这些器官造成刺激，严重者还会误吸呛入气管及肺内，造成窒息危险。

出鼻血后的正确处理方法为：人坐直，头部保持正常直立或稍向前倾的姿势，使已流出的血液自鼻孔向外流出，以免留在鼻腔内干扰到呼吸。同时，可将双侧鼻翼捏向鼻中隔，压迫 5～10 分钟。也可以填塞卫生棉球压迫止血，或用冰袋或冷毛巾敷鼻梁及前额。经上述处理后，如果鼻出血仍不止或鼻出血反复发作，需及时就医。

（王德辉）

○ 摘编自《解放日报》2012 年 4 月 13 日

三十、学会爱鼻子

很多患者都对鼻子健康认知有误区，为了让广大读者朋友更好地爱护鼻子，此处总结并纠正了以下几个经典误区。

误区一：头痛跟鼻子无关。

不少头痛的患者到医院很多科室都检查不出毛病，做了头颅 CT 才知道是鼻窦炎引起的。其实，鼻源性头痛最常见的原因是鼻窦炎，很多鼻窦炎患者首先表现为头痛、头晕或头面部胀痛或闷痛，甚至始终只有头痛，而非典型的鼻塞、流涕、耳鸣等症状。

误区二：小鼻炎不会引起眼、耳、咽喉及气管的大病。

人的五官七窍都相通，如过敏性鼻炎是发生在鼻腔黏膜的变态反应性疾病，如果延误治疗或治疗不当，还可能诱发多种并发症，最常见的是支气管哮喘，有的还并发鼻窦炎、中耳炎、过敏性咽喉炎等，如咽鼓管功能障碍引起的中耳炎，鼻炎不治，咽鼓管功能不好，中耳炎也治不好。因此，对过敏性鼻炎不可忽视，一定要早防早治。

误区三：打鼾是因为睡得香。

不少人认为躺倒就睡、睡时打鼾是睡得好的表现。但实际上，如果打鼾症状轻微，醒来后人只是感觉有点疲劳，体力下降，没太多不适时则无大碍。如果打鼾过程出现呼吸暂停现象，就可能患上睡眠呼吸暂停综合征了，患者睡醒后会感觉口干舌燥，学习、工作注意力不集中，记忆力下降等。若是儿童打鼾，还有可能会影响智力发育、生长迟缓以及引发其他神经系统症状。患心脑血管疾病的人有睡眠猝死的可能。因此，打鼾是重病，应早治。

误区四：慢性鼻-鼻窦炎治不好。

慢性鼻-鼻窦炎是能治好的。治不好的原因是病急乱投医；认为鼻炎治不好，干脆不治；滥用抗生素、鼻炎药水等。总之是没去正规医院按医生的方案治疗。慢性鼻窦炎的国际国内治疗指南是：药物治疗 3 月，部分患者治愈；药物治疗效果不明显的患者采用手术治疗，术后再药物治疗 3～6 月。绝大部分患者能治好。但是嗜酸性粒细胞增高的慢性鼻-鼻窦炎治疗好之后很容易复发，目前正在攻克这个世界难题。

误区五：鼻整形美容找整形科医生。

找整形科医生没错，但整形科和鼻科医生一起手术效果会更好，因为整形医生只关注外形，对鼻的解剖与功能了解及关注不及鼻科医生，鼻科医生不仅关注外形美还关注解剖生理功能。

误区六：鼻子得了癌症就是绝症。

鼻腔、鼻窦及鼻咽部的癌症并不少见。鼻咽癌是头颈部最高发的癌症，其次是上颌窦癌。鼻癌早期不易发现，中晚期鼻癌尽管疗效有所下降，但并不是无法治疗的绝症。通过开放手术、内镜微创、机器人手术、放疗以及靶向药物治疗等多种方案的综合治疗，能够显著提高鼻癌的生存率，改善生活质量。

（刘环海）

○ 摘编自"好大夫在线"刘环海大夫的个人网站 2017 年 4 月 24 日

—— 专家简介 ——

刘环海

刘环海，副主任医师、副教授，海军军医大学附属长征医院耳鼻喉科科主任、学科带头人。

上海市医学会耳鼻咽喉头颈外科专科分会常委兼秘书长等。多家杂志社编委。

擅长鼻-鼻窦颅底外科诊疗、专注慢性鼻-鼻窦炎及嗅觉障碍的临床与基础研究、鼻颌面部创伤及整形。

三十一、多学科合作切除颅底肿瘤

颅底区的疾病，特别是颅底肿瘤，由于涉及颅内的大血管和颅神经等，手术风险非常高，稍有不慎就会造成大出血、颅神经损伤，甚至危及生命。因此，颅底一直是耳鼻喉科的"禁区"，处理该区的病变往往需要神经外科、耳鼻喉科等多学科的合作。

（1）多学科联合手术。术前利用 CT、磁共振（MRI）影像学检查评估肿瘤的位置、大小。术中利用神经导航、多普勒超声仪器等设备精准定位颈内动脉。使用鼻内镜从鼻孔入路，通过内镜技术将颅底肿瘤大部分切除，切断肿瘤的供血，完成肿瘤去血管化。随后，神经外科医生再将涉及大脑部位的肿瘤全部切除。肿瘤切除后造成的颅底缺损，为了防止脑脊液漏等并发症，最后再用自体组织将颅底修复。这种多学科联合的颅底手术时间较长，有时要 10 余个小时。

（2）开拓鼻内镜技术。手术中将内镜经鼻孔导入鼻腔内，鼻腔内结构的影像经鼻内镜传到显示器上。手术中医生观看显示器，将细长的手术器械经鼻孔导入鼻腔，进行病理组织切除、血管止血、结构重建等。鼻内镜犹如将医生的眼睛放入了患者的鼻腔，不但可以发现鼻腔深部的病变，而且可以在内镜的辅助下从各种角度窥见鼻窦内细小、早期的病变，如鼻窦内的息肉、囊肿、肿瘤等，以便医生能够对其进行"精确打击"，切除病变。

随着对鼻腔、鼻窦及颅底区解剖认识的加深，经鼻内镜手术的适应证逐渐扩大。现在，已有多种颅底区疾病可通过经鼻内镜手术完成。目前经鼻内镜颅底手术的范围自前向后包括额窦、前颅底、鞍区、斜坡、第一颈椎、第二颈椎。治疗的疾病种类包括炎症、良性肿瘤、恶性肿瘤及发育异常等。

（3）建立中国"匹兹堡"。对于鼻腔、鼻窦恶性肿瘤侵及颅内的患者，可以通过颅鼻联合手术，达到彻底切除肿瘤的目的。这种多学科合作的模式，是建立在两个强大科室强强联合、优劣互补的基础上。美国宾夕法尼亚州的匹兹堡大学医学中心、纽约的长老会医院等顶尖医院，都已经建立了耳鼻喉科与神经外科的多学科协作中心。多学科团队合作，扩大了手术范围，完成了过去无法完成的手术。

（王德辉）

○ 摘编自《东方早报》2016 年 4 月 16 日

三十二、鼻面部的"痣"需谨慎对待

脑上长个痣看似是一件很平常的事,有些痣还有"美人痣""财运痣"等美称,即便未必因此增色添财,但大多数人都会认为无伤大雅。然而有些看似较为平常的"痣"却需要提高警惕,注意其变化,以免因为这些可能长期潜伏在皮肤下的"定时炸弹"贻误健康。

两位患者均五十多岁,一位老教师是因为鼻子上"黑痣"长了 2 年,从最初的小丘疹样变成稍硬结节样,最近几个月逐渐增至黄豆大小,前来医院就诊;另一位女士则是因为近半年长在鼻翼旁的一个约 1 厘米大小的"黑痣"总有溃破及擦脸时出血来就诊,经过医生诊查后接受手术切除治疗及伤口整复。经病理检查后确定,分别为基底细胞癌和鳞状细胞癌。这就让人有些匪夷所思了,再平常不过的"痣",怎么就变成了恶性肿瘤呢?

许多人觉得皮肤上面有个痣或者突然长个痣是正常的事,特别是时间比较长的"痣"更会觉得安全,即便有缓慢长大也不太注意,但其实普通的色素痣与一些潜在的面部或者颈部皮肤肿瘤还是有一定区别的,适当提高警惕便可获得及时的诊断和治疗。

一般的色素痣(通常意义上的痣)表面往往较光滑,与皮面相平或者高出皮面,可有毛发生长,生长缓慢。基底细胞癌是最为常见的皮肤恶性肿瘤,常表现为皮肤表面灰白色、浅褐色或蜡样小结节或色素沉着斑块,可缓慢增大或伴有溃疡,70%～90%发生于头面部(鼻及鼻周最常见),起病缓慢,常不易早期发现而延误诊治。在日光曝晒后数周或数月,中心可破溃形成溃疡,基底呈颗粒状,表面覆有浆液性分泌物,边缘卷起如珍珠母状,质硬且伴有毛细血管扩张。而鳞状细胞癌初起为疣状角化斑片或淡红色、淡黄色结节,结节中央顶端有角化的钉刺，容易溃破形成溃疡，触之较易出血，并可向深部发展侵及肌肉和骨骼，基底坚硬，表面呈乳头状、菜花样或潜行性外观，可附有坏死组织，排出腥臭液体，其发展迅速，破坏性大，容易转移，特别容易侵犯邻近淋巴结，患者偶尔有难以忍受的疼痛。但需要注意的是，有些普通黑痣（或者一些良性的皮肤病变）受日光照射、频繁摩擦、腐蚀剂点涂、激光、冷冻等刺激后，容易增大变硬，形状改变，颜色加深，或出现破溃、渗出、痂皮、边缘粗糙有裂痕、表面凹凸不平时，均有恶变的可能。如果发现有上述情况，就需要积极去医院进行及时诊治，如果活检确诊或者高度怀疑为基底细胞癌或者鳞状细胞癌，目前以手术切除为最主要的治疗手段，但由于疾病往往发生于鼻面部，必须考虑临床治愈和面部美容两大方面，一般可在彻底切除肿块的基础上予以一期修复面部缺损获得满意疗效。特别是基底细胞癌，手术切除后复发率极低。

在预防工作方面，应尽量避免日光曝晒，崇尚日光浴或深肤色应适度，对于有化学毒性物质（尤其砷剂）或者电磁辐射的生活、工作环境应增强防护措施，而对于已存在的皮肤黑痣或者皮肤损伤等不应经常摩擦或做其他不必要的点、刮、烧灼等刺激。对于鼻面部有增大趋势的"黑痣"或其他可疑的结节斑块状病变，可及早去正规医院进行诊治咨询。

（王珮华　徐成志）

○ 摘编自"好大夫在线"王佩华大夫的个人网站 2012 年 7 月 12 日

三十三、一种诡异的鼻出血

很长一段时间，年逾七十的方老伯让鼻出血给弄得担惊受怕，连夜间睡觉都不能踏实，有无数次因为鼻出血不得不深夜赶往医院去看急诊，多次的鼻腔填塞又让他痛苦不已，说起填塞那真是谈虎色变，讨厌至极。但是因鼻出血看过急诊的患者都经历过，只要出血量较多，尤其是在晚上，几乎总免不了鼻腔填塞止血，这种止血方法其实是医患双方都很无奈的选择。

经过经验丰富的医生确诊，方老伯的鼻出血是缘于一种较为少见的疾病"遗传性出血性毛细血管扩张症"。聪明的读者一定注意到了如此冗长的病名，其中有"遗传性"三个字。的确，这个病是显性遗传性疾病，常有家族性易出血史。大多数这类患者以鼻出血为首发症状，且容易反复发生鼻出血。患者多在中年以后发病，医生除了检查患者的鼻腔和鼻咽，也会特别关注患者的面部、手部、舌和口腔黏膜有无紫色或鲜红色集簇的圆点状改变，边缘整齐，依其典型的临床特征可作出诊断。由于鼻黏膜，尤其是鼻中隔黏膜较薄，扩张的毛细血管常突出于黏膜表面，在患者用力擤鼻、喷嚏、甚至揉搓鼻子的时候很容易破裂出血，长期、反复、多量出血会造成患者贫血、疲乏无力、影响工作和生活。需要重点强调的是，遗传性出血性毛细血管扩张症是一种全身性疾病，呼吸道、消化道，甚至肺、肝、肾、脑等部位的出血亦不可忽视。至于鼻出血，其出血点可能单侧也可能双侧，且出血点多发，这就要求检查时务必仔细全面，不放过任何一个出血点。

对于这种恼人的鼻出血，治疗方法虽多，却难根治。简便又常用的方法就是鼻腔填塞，也有出血点黏膜下注射硬化剂和化学性药物烧灼的方法，效果并不令人满意。有报道称皮质类固醇激素和雌激素治疗有效，但药物本身的副作用不容小觑，而药物用量、疗程、停药指征等也是值得进一步探讨的问题。至于鼻中隔黏膜切除后植皮治疗鼻出血，手术本身存在很大风险，选择时需要谨慎。在临床中采用局部麻醉、内镜下多点电凝的方法治疗此类患者，短期疗效不错。后续有必要长时间不定期随访，对再现出血点予以局部烧灼和黏膜保护处理，总体效果较为满意。但对于遗传性出血性毛细血管扩张症，有必要全面地评估病情，了解消化道、呼吸道，肺、肾、肝、脑等重要脏器有无病变存在，以便针对性处理。除了积极治疗出血，相应的贫血需要纠正，患者应戒酒，避免辛辣刺激性饮食，多摄入粗粮和富含维生素 C 和钙的食物。同时发挥中医调理的优势，适当用一些"益气补血"的中药，如"归脾丸"等，有利于患者的康复。

（张治军）

○ 摘编自"好大夫在线"张治军大夫的个人网站 2016 年 2 月 26 日

—— 专家简介 ——

张治军

张治军，主任医师，上海中医药大学附属曙光医院耳鼻咽喉科主任。

上海市中西医结合学会、上海市中医药学会耳鼻咽喉科专业委员会副主任委员，上海市医学会耳鼻咽喉头颈外科专科分会委员，上海市黄浦区、浦东新区、奉贤区医学会医疗鉴定专家，《听力学及言语疾病杂志》《山东大学耳鼻喉眼学报》编委等。

三十四、易被误、漏诊的鼻睫神经痛

老李今年 48 岁，在上海的一家造船厂工作。10 多年来老李一直被头痛所折磨。头痛经常无规律地发作，痛起来的时候就好像鼻子这边有根连着头部的"筋"，只要一扯头就痛，主要以鼻根左侧最为严重。老李曾去过很多科室就诊，但终究也没诊断出是什么毛病，所以这么多年来老李都是靠服用止痛药对付头痛的。

老李患的可能是鼻睫神经痛。这种疾病在鼻源性头痛中占有一定的比例，但因该病易误、漏诊，使得患者长期在鼻科、眼科、神经内科间徘徊而得不到及时诊治。要做到对症下药，不妨先来了解一下这种疾病。

鼻睫神经痛常表现为无规律的发作性头痛，鼻根部、前额区剧痛或钝痛，可向颞侧放射，病程长，可达数月至数年。专科检查时，如探触中鼻甲或邻近部位，可诱发或加剧眼眶周围疼痛的症状，而将含肾上腺素的丁卡因棉片收敛及表面麻醉鼻腔黏膜 2 次后，疼痛大部分减轻或消失，这是该病重要的诊断依据。

鼻睫神经痛因鼻睫神经、筛前神经受压所致。受压原因多见于鼻腔上部结构异常，如鼻中隔偏曲、中鼻甲畸形或肥大及嗅裂、筛漏斗上部额隐窝区狭窄等引起通气障碍、黏膜炎症水肿肥厚所致，可以通过鼻腔微创手术来进行治疗。

（马兆鑫）

○ 摘编自《新闻晨报·健康周刊》2011 年 4 月 6 日

—— 专家简介 ——

马兆鑫

马兆鑫，主任医师、教授、博士生导师，同济大学附属东方医院耳鼻咽喉头颈外科主任。

上海市医师协会耳鼻咽喉科医师分会副会长，上海市医学会耳鼻咽喉头颈外科专科分会委员。

擅长耳聋的外科治疗，各型慢性化脓性中耳炎等传导性聋的手术治疗及听力重建，周围性面瘫的外科治疗等。

三十五、雾霾天，要不要给鼻子"洗个澡"

鼻腔"守土有责"

鼻腔是人体进行呼吸和气体交换的通道与"第一门户"，在机体与外界环境的接触中有重要保护作用，包括呼吸、调节外界空气温度与湿度、过滤及清洁等。

正常情况下，鼻腔通过分泌黏液以及纤毛有规律的摆动，构成一整套"黏液-纤毛防卫系统"。当这套机制运作良好时，可以及时有效地移除入侵的污染物质和有害病菌，鼻腔就处于健康状态。一旦体质下降、吸入物超出"黏液-纤毛防卫系统"的负荷，比如病毒、细菌的大量入侵，或鼻腔受到来自过敏原和污染物的强烈刺激等，就可能导致鼻窦炎或各类鼻炎。

"洗洗"有助健康

雾霾天气时，空气中的细菌、病毒、过敏原附着在污染物颗粒中，使得"黏液-纤毛防卫系统"不堪重负，鼻腔黏膜和纤毛中污物沉积，容易引发上呼吸道感染、刺激症状和过敏症状，导致过敏性鼻炎、鼻窦炎、扁桃体炎、支气管炎、哮喘等。

对于有鼻窦炎等疾病的患者来说，鼻腔冲洗可以使"黏液-纤毛防卫系统"功能得到明显改善，降低鼻黏膜水肿，减轻鼻黏膜炎症反应。对于正常人群而言，鼻腔冲洗可达到物理清洁的作用，有助于清除细菌生物膜，稳定鼻黏膜内环境，从而降低雾霾天相关疾病的发病率。

冲洗掌握窍门

冲洗液：35～38 ℃的等渗（0.9％）生理盐水，太热或太冷都不适宜。如果浓度过高，会导致鼻腔纤毛受到不可逆的损伤；浓度太低，则可能加重鼻黏膜肿胀的情况。可以去药房购买已经调配好的冲洗专用盐包或者等渗（0.9％）生理盐水，也可以在家中自行调配，将约 4.5 克精盐（最好用不含碘的食用盐）加入 500 毫升烧开后放凉的温水中即可。

洗鼻工具：最好使用专业鼻腔冲洗器。如果自行购买，应选正规厂家生产的、操作简单的冲洗器。目前市场上的冲洗器有手动的，也有电动脉冲的，使用方法多大同小异。

冲洗方法：大多数手动洗鼻器的冲洗方法是上身向前倾斜，头稍偏向一侧，微微张口，用口平静呼吸，将冲洗器的"橄榄头"塞入偏高一侧鼻孔，轻捏软瓶体，将冲洗液由一侧鼻孔冲洗进入鼻腔，绕经鼻咽部再由另一侧鼻腔或口中流出，两侧鼻孔交替洗。对于残留于鼻腔内的液体，可让其自然流尽，切忌捏着双侧鼻翼擤鼻试图排尽鼻腔内液体，以免引发耳痛和中耳炎。

切记"过犹不及"

作为日常保健，任何时段均可进行鼻腔冲洗。一般来说，晚上冲洗没有时间压力，并且可以使鼻腔整晚保持洁净。

对于成人来说，鼻腔冲洗的安全性较高，不良反应很少，仅少数会有鼻腔局部烧灼感、鼻出血等不适。但鼻腔冲洗不适宜于 6 岁以下儿童，因为儿童配合欠佳，而且鼻窦和耳部尚未发育完全，洗鼻容易加大患鼻窦炎、中耳炎的风险。

雾霾天进行鼻腔冲洗确实有一定的鼻腔保健及预防作用，但要注意冲洗方法正确、频率得当。一般每周 2～3 次即可，而鼻部炎性疾病患者建议每天洗鼻 1 次，切忌次数过多，否则会造成鼻腔黏膜内环境紊乱，影响鼻腔内正常的平衡，从而降低其防御能力。

（李吉平）

○ 摘编自《上海大众卫生报》2016 年 1 月 12 日

—— 专家简介 ——

李吉平

李吉平，主任医师、教授、硕士生导师，上海交通大学医学院附属仁济医院耳鼻咽喉科主任。

上海市医学会耳鼻咽喉头颈外科专科分会委员，中华医学会变态反应学分会委员，中国中西医结合学会耳鼻咽喉科专业委员会委员。

擅长鼻腔鼻窦肿瘤、甲状腺腮腺肿瘤、咽喉肿瘤、鼻息肉、鼻窦炎、中耳炎等疾病的诊疗。

三十六、关于脱敏治疗，你需要知道这些

脱敏治疗，又称标准化免疫治疗，是在确诊患者的过敏原后，选取相应的过敏原制剂进行治疗，通过浓度逐渐递增促使患者的免疫系统逐步耐受该过敏原，使患者即使接触过敏原，体内的过敏抗体也不再起作用，是从根源上治疗过敏性疾病的一种治疗方式。脱敏治疗是世界卫生组织（WHO）1998年推荐的唯一针对过敏性疾病病因的治疗方法。

脱敏治疗的疗效已得到国际医学界的肯定。使用标准化制剂，总有效率70%～80%，儿童的疗效更优于成年人。经脱敏治疗后，鼻炎和哮喘的发作次数减少、病情减轻，可减少用药，防止疾病恶化。对于过敏性鼻炎患者，脱敏治疗还可以防止其发展为过敏性哮喘。

常见脱敏治疗的方式有两种：皮下注射和舌下含服。

目前世界上应用较为成熟的为皮下注射脱敏治疗。近几年，这类制剂国内已有很多三甲医院引入，并于临床应用中获得了非常好的疗效。皮下注射脱敏治疗起始疗程约4个月，每周至医院注射1次，之后的维持疗程为6～8周1次。总的治疗时间为2～3年。绝大部分患者在经过个性化和标准化的脱敏治疗后，在起始阶段结束时，均已见明显的效果。

舌下含服制剂因其可回家服用的方便性逐步被医疗界所认可。国内滴剂的使用方法为每日舌下滴用，持续2～3年。

脱敏治疗前，患者需先检测过敏原。若证实以尘螨过敏为主，年龄在5岁以上的过敏性鼻炎（伴或不伴哮喘）患者可以进行皮下注射脱敏治疗。

脱敏治疗并不是所有医院都能开展，需要有符合国际规范的治疗场所，医护人员需要经过严格的培训，因此应该选择专业的医院，并且选择符合国际规范的标准化脱敏疫苗进行注射。

因制剂限制，国内目前仅有以尘螨过敏为主的患者可以进行脱敏治疗。适应证包括：①主要由接触过敏原尘螨引起症状的患者，无法彻底避免接触；②抗组胺药和局部用药不足以控制症状；③不希望持续或长期进行药物治疗的患者；④长期进行药物治疗，出现严重的药物不良反应。

不适合脱敏治疗的情况有：①当患者处于严重的免疫病理状态或患有恶性

肿瘤时；②对使用肾上腺素有禁忌证如高血压、冠心病、长期持续使用 β 受体阻滞剂治疗的患者；③难以控制的严重哮喘；④缺乏协作性和严重心理失调的患者；⑤小于 5 岁的儿童或妊娠期妇女。

脱敏治疗有一定的副作用，个别患者会出现局部注射处红肿瘙痒，舌下含服处黏膜水肿，极少数出现短时鼻炎加重等症状，经对症治疗很快能控制。全身过敏危及生命的情况极其罕见。必要时可在治疗前半小时按医嘱服用抗过敏药作为预防。

在脱敏治疗初期，仍需要对症用药，在维持治疗阶段，医生会根据患者的症状减轻程度而逐步减少对症用药。治疗其他症状的药物原则上不影响脱敏治疗（具体情况需咨询医生）。治疗期间，在避免接触过敏原的基础上还需戒烟、避免吸二手烟、尽量避免出入空气污浊的场所、注意保暖、积极参加体育锻炼以增强体质。通过综合治疗，相信过敏性鼻炎的症状一定能得到控制和改善。

（顾瑜蓉）

○ 摘编自《家庭用药》2012 年第 7 期

—— 专家简介 ——

顾瑜蓉

顾瑜蓉，复旦大学附属眼耳鼻喉科医院耳鼻咽喉头颈外科副主任医师。

上海市医学会变态反应专科分会青年委员、耳鼻咽喉头颈外科专科分会青年委员。

擅长鼻内镜外科，在鼻息肉、鼻窦炎、鼻腔鼻窦肿瘤、鼻眼相关疾病及鼻颅底肿瘤的鼻内镜手术和过敏性鼻炎的脱敏治疗上有专长。

喉|科|

三十七、声音哑了怎么办

　　语言交流是人类具有的重要功能之一，讲话时除了需要通过大脑的思考和组织表达语句外，还需要经过"嘴巴"讲出来。其实讲话时发出的声音是通过喉部发出的，声音沙哑大多数是喉部出了问题。有的人喉部疾病比较轻，声音嘶哑几天后就好了；有的人疾病比较重，声音嘶哑持续几个月都不好，甚至越来越重。那么出现声音嘶哑该怎么办呢？首先来了解一下哪些疾病会引起声音嘶哑。

　　(1) 炎症。急性喉炎常由感冒引起，发病急，轻者音调降低，声音粗糙，发音费力；严重者可出现失声，常伴有全身不适症状。而慢性喉炎多是急性喉炎反复发作或迁延不愈的结果。吸入有害气体，如工业气体、吸烟、化学粉尘等也是慢性喉炎的病因。慢性喉炎初起时为间断性，声音低沉、粗糙，禁声后声音嘶哑减轻，用声过度后声嘶加重，以后逐渐发展为持续性声嘶。

　　(2) 用声过度，发声不当。比如教师、演员、歌唱家等职业，用声过度，发声不当。检查可发现声带慢性充血、肥厚、闭合不全，甚至出现声带息肉、声带小结等。

　　(3) 鼻炎、鼻窦炎、咽炎和胃食管反流等都是喉部慢性刺激的来源。其症状多表现为晨起时症状较重，咳出喉部分泌物而逐渐好转，次晨又变差。

　　(4) 喉部外伤、异物以及手术等可以引起喉部损伤或瘢痕形成。

　　(5) 声带麻痹。各种原因引起的中枢神经系统病变和迷走神经病变都可引起声音嘶哑。如果检查发现声带麻痹而喉部本身没有病变的话，需要进一步检查以排除甲状腺、肺、纵隔或食管等部位恶性肿瘤可能。

　　(6) 喉的先天畸形，如喉蹼、声带发育不良（声带沟）等。

　　(7) 癔症性声嘶，患者往往可因为心理或情绪等出现声嘶，喉部本身正常。

　　(8) 喉部肿瘤。良性肿瘤包括喉乳头状瘤、血管瘤、神经纤维瘤等，以喉乳头状瘤最常见。值得警惕的是，声音嘶哑可能是恶性肿瘤的早期信号，喉癌往往表现为进行性加重的声音嘶哑，并伴有喉部不适感，严重时出现痰血和呼吸困难等症状。

可见,引起声音嘶哑的原因是多样性的。有些喉部疾病如感冒引起的急性喉炎,经过休息和对症治疗很快会好转,而有些喉部疾病必须经过针对性治疗才会治愈。慢性喉炎多采用发声休息和药物治疗等方法治疗。由鼻炎、鼻窦炎、咽炎和胃食管反流等引起的声音嘶哑,则需要针对原发病进行治疗。声带息肉往往需要手术切除。喉部的恶性肿瘤如能得到早期诊断和治疗,疗效比较满意,不但能根治肿瘤,还能保留喉部的发音功能。

想要了解声音嘶哑的原因,最方便的就是到耳鼻喉科做个喉镜检查,可以非常清楚地查出喉部病变。喉部 CT 或磁共振(MRI)等也能很好显示肿瘤性病变的部位和范围。如果发现声带麻痹,可做颈部彩超、胸部 CT、食管吞钡拍片以及头颅 CT 或磁共振(MRI)等排除肿瘤性疾病。

因此,凡是出现声音嘶哑者,尤其是声嘶 2～3 周且症状不见好转者,必须找耳鼻咽喉科医生做喉部检查。如有喉部及颈前区出现肿块,而且生长速度较快,同时伴有胸痛、咳嗽、痰血及有明显消瘦表现者,更应提防恶性肿瘤,千万不能掉以轻心!

(周　梁)

○ 摘编自《特色专科》2016 年第 4 期

—— 专家简介 ——

周　梁

周梁,主任医师、教授、博士生导师,复旦大学附属眼耳鼻喉科医院头颈外科主任,复旦大学上海医学院耳鼻喉科学系主任。

擅长喉癌、下咽癌、口咽癌、甲状腺肿瘤、腮腺肿瘤、鼻腔鼻窦肿瘤以及颈部各种良恶性肿瘤的诊断与治疗。

三十八、科学用嗓禁忌"咆哮"

近年来，嗓音疾病逐年增多，极大地影响了人们的生活质量和健康。嗓音的产生机制较为复杂，由肺部的空气动力、声带的运动与振动、咽腔鼻腔口腔等的构音和共鸣器官协同作用产生。过度劳累、嗓音使用过度或使用方法不当、烟酒刺激、环境空气污染、胃食管反流性咽喉病以及性格急躁都易诱发嗓音疾病。

嗓音疾病的主要症状有声音嘶哑，咽喉疼痛、干燥，喉痒咳嗽，喉中黏痰，咽喉部异物感；另外可能有不同程度的呼吸困难、吞咽困难、言语不清；少见症状有痰中带血和咳血，主要见于喉癌晚期患者。常见的嗓音疾病有：急慢性喉炎、声带小结、喉白斑、喉乳头状瘤、喉癌等。

教师、演员、营销人员等都是嗓音疾病高发群体。职业用嗓者应掌握科学的发声方法、发声技巧，这是治疗和预防嗓音疾病的关键。用嗓应量力而行，避免用嗓过度，出现轻度嗓音疲劳，就应当控声休息；在嗓音疲劳时要注意防止感冒；用嗓后宜饮热饮，忌冷饮、烟酒及辛辣或过咸的饮食；避免情绪低落和过分激动；女性在月经期要控制长时间用嗓。如发现嗓子沙哑、疼痛等如上所述的症状，应及时到医院做喉镜检查，以明确诊断，根据不同的嗓音疾病，及早进行个体化治疗。

（郑宏良）

○ 摘编自"网易新闻"2011 年 4 月 11 日

── 专家简介 ──

郑宏良

郑宏良，主任医师、教授、博士生导师，海军军医大学附属长海医院耳鼻喉科主任。

亚太头颈肿瘤联盟常务理事，中华医学会耳鼻咽喉-头颈外科学分会常委兼全国嗓音学组组长，中国医师协会耳鼻咽喉科医师分会副会长等。

擅长头颈肿瘤、咽喉嗓音疾病及耳神经颅底外科疾病的诊治。

三十九、突然"变声"，来者不善

50岁的徐先生身强力壮，平时爱抽烟（三十多年），声音略有嘶哑二十多年，并有多痰感，曾在当地医院就医，诊断为抽烟引起的咽喉炎，未引起足够重视，也未按医生医嘱戒烟。近2月声音嘶哑明显加重，讲话费力，到医院就诊，喉镜检查发现左声带白斑，经活检、病理确诊为左声带白斑癌变。但值得庆幸的是，徐先生的白斑癌变尚属早期喉癌，采用激光切除一侧癌变声带，根治了喉癌，保留了发音功能。

声音嘶哑是临床常见的一种症状，很多人都有过声音嘶哑的经历，大家对这种司空见惯的现象不以为意。其实声音嘶哑也是病，除可能由喉炎、声带息肉或声带小结引起外，也可能是声带白斑等癌前病变引起，更严重的也可能是喉癌的早期症状。因此，突然"变声"可能来者不善。引起声音嘶哑的常见病因主要有以下几种。

（1）声带白斑。主要症状是声嘶，因为部分声带白斑有癌变倾向，所以常被认为是癌前病变，喉镜检查见声带表面或其边缘有一层白色斑片状物，或声带表面有白色增生隆起物。

"炎症性、平坦光滑型白斑"表现为声带充血肿胀，表面弥漫性白色伪膜样物或白色渗出物，或声带白斑的表面平坦光滑，可先保守治疗，经戒烟、戒酒及中成药治疗后，喉炎会明显消退，声带表面白色物也会随炎症减轻而减少或完全消失；"增生性、粗糙型白斑"表现为灰白色角化增生、增厚、粗糙突起，此类白斑癌变可能性大，最好采用激光切除。

（2）成年人喉乳头状瘤。容易复发，并有部分病例可发生癌变。如检查发现喉乳头状瘤，应尽早手术切除，如有癌变，可实现早期发现、早期治疗（如激光和部分喉切除术等），达到既根治肿瘤又可保留发音功能的最佳治疗效果。如没有及时尽早到医院检查,到了晚期才去医院就诊,此时已经丧失最佳治疗时机,只能切除全喉来治疗喉癌。

(3) 喉癌(特别是声带癌)。此为引起声音嘶哑最严重的疾病。长期烟酒过度、生活和生产环境中空气污染等原因可引起喉癌,喉癌的发病率上升与环境污染有着密切的关系。长期慢性喉炎、声带白斑和成年人喉乳头状瘤,如不及时治疗,也可癌变成喉癌。喉癌引起的声音嘶哑早期较轻,逐渐加重,无缓解期,最后可完全失言。很多喉癌患者因早期声音嘶哑不注意,直到出现呼吸困难才去医院看病,失去了保留喉发音功能的治疗时机。因此,突然"变声"应引起高度重视,积极检查、治疗。早期喉癌可用激光切除癌变的声带;可采用喉部分切除术切除喉癌,并可保留发音功能;也可采用放射治疗。早期喉癌治愈率可达 90%。中期喉癌可行喉部分切除术保留部分喉功能。晚期喉癌只能切除全喉,治疗效果也较差。

（吴海涛）

○ 摘编自《大众医学》2006 年 11 月

—— 专家简介 ——

吴海涛

吴海涛,主任医师、博士生导师,复旦大学附属眼耳鼻喉科医院咽喉科主任。

上海市医学会耳鼻咽喉头颈外科专科分会委员、头颈外科学组组长,中国抗癌协会头颈肿瘤专业委员会委员,上海市抗癌协会头颈肿瘤专业委员副主任会委员。

擅长喉部疾病微创治疗,保留喉功能的喉癌、喉咽癌外科治疗,全喉切除术后手术发音重建。

四十、为什么嗓音嘶哑也可能是病

多数患者的声音嘶哑发生在讲话过多，连续高声唱歌或者上呼吸道感染后不注意声音休息之后，常见的嗓音疾病有急慢性喉炎、声带小结、声带息肉、声带麻痹以及良恶性肿瘤等。

经过多年的发展，已经有越来越多的手段对咽喉嗓音疾病进行全面多维度的检查与评估，包括嗓音障碍的专家评估、自我评估、喉镜检查、嗓音声学测试分析、喉功能的空气动力学分析、喉肌电图以及影像学检查等。

保护嗓音，除了要养成良好的发音习惯以外，还应当注意适当声休，远离烟酒，并且进行适量的运动。多数炎症性咽喉嗓音疾病可先行声休、雾化吸入以及嗓音康复训练等保守治疗得以治愈，保守治疗无效的声带病变，则可针对不同的病因进行手术治疗。冷器械喉显微手术适用于声带小结、声带息肉以及声带囊肿等声带良性增生性病变的手术治疗，术后嗓音康复效果最佳。CO_2 激光喉显微手术尤其适用于喉部癌前病变及早期喉癌的微创治疗，可以在根治病变的基础上，较好的保留喉的呼吸和发音功能。对于喉部较大的良性肿瘤或者中晚期喉癌，多需要开放手术甚至全喉切除，对喉功能影响较大，应当通过早期诊断尽量避免。

因此要认真做好预防和保健，及时发现和治疗咽喉嗓音疾病，千万不要等失去美妙的嗓音时，再追悔莫及。

（孙广滨）

○ 摘编自《新民晚报》2016 年 5 月 16 日

—— 专家简介 ——

孙广滨

孙广滨，博士生导师，复旦大学附属华山医院耳鼻咽喉头颈外科主任。

现任中华医学会耳鼻咽喉-头颈外科学分会嗓音学组委员，中国艺术医学协会艺术嗓音组常委，上海市医学会耳鼻咽喉头颈外科专科分会嗓音学组副组长。

主要从事于咽喉嗓音疾病的临床及基础研究。

四十一、发现甲状腺结节怎么办

　　经常碰到有人在体检做颈部 B 超时无意中发现甲状腺结节,患者往往非常紧张来找医生,问是良性还是恶性,是否需要手术。

　　甲状腺结节是一种常见病,据流行病学研究显示,在非缺碘地区 5%～10% 的成年人甲状腺能触及结节。甲状腺结节好发于女性(女男比例 6.4：1.5)、老年、有射线暴露史群体。长期以来认为碘缺乏与甲状腺结节的发生关系密切,但越来越多的证据表明许多结节性甲状腺疾病也发生在非缺碘地区。

　　甲状腺结节不一定就是癌,大部分甲状腺结节是良性病变,5%～15% 是甲状腺癌。

　　多数甲状腺结节患者无明显症状,结节往往被无意或在体检中发现。突发性疼痛多源于囊性结节内出血。若结节体积迅速增大,应考虑恶性病变的可能。一部分结节性甲状腺肿患者,到后期结节增大可出现压迫症状,累及颈部重要结构如食管、气管、喉返神经,从而影响吞咽、呼吸和发音。部分甲状腺结节患者可伴有甲亢,出现甲亢常提示为良性病变。新近研究表明单发和多发结节的恶变率相当高,而且恶变与结节大小无关,并非大肿块的恶变风险性更高。

　　甲状腺结节发生恶变的风险因素包括甲状腺癌家族史,颈部射线暴露史,肿块生长速度加快、质地硬、活动度差,疼痛,声嘶,颈部淋巴结肿大等。

　　除了临床表现外,目前最常用的检测手段是颈部 B 超和甲状腺细针穿刺活检(FNAB)。高分辨率的 B 超是首选检查手段。B 超引导下行甲状腺细针穿刺活检安全、有效、性价比高,在甲状腺肿块的评估中发挥重要作用。一般认为,单发结节或多发结节中持续增大(6～18 个月体积增加 50%)、超声提示恶性可能、临床表现提示恶性可能者需行甲状腺细针穿刺活检。如果结果是良性病变可定期随访,无法诊断又特别怀疑者应重复穿刺;恶性者需要手术治疗。到目前为止,无论哪种检查手段都无法百分百预测肿块的良恶性,手术切除标本组织病理学结果才是诊断的金标准。

　　当甲状腺结节患者出现临床上怀疑恶性肿瘤的表现、颈部 B 超高度怀疑恶性病变或甲状腺细针穿刺活检发现癌细胞时,是需要手术治疗的。对甲状腺癌,手术切除是目前最佳的治疗措施。

　　而多数甲状腺结节 B 超和临床表现未出现可疑恶性肿瘤的表现，每 6～12
个月复查颈部 B 超，密切随访即可。有些患者临床上未怀疑恶性病变，但出现以
下情况，还是建议手术切除：①肿瘤比较大，有食管或气管受压迫症状；②合并甲
亢；③有向下坠入纵隔趋势者；④严重影响美观；⑤患者思想负担过重影响生
活者。

　　甲状腺的背后方有喉返神经，支配声带运动，与发音有关。甲状腺肿瘤手术
除了要切除肿瘤外，头颈外科医生非常重视术中保护喉返神经。随着甲状腺外
科技术提高，精细化被膜操作技术的应用，保护喉返神经的技术已经非常成熟。
除了喉返神经被肿瘤侵犯外，甲状腺手术后出现嘶哑的机会是非常低的。

（周　梁）

○ 摘编自《上海科技报》2016 年 9 月 2 日

四十二、甲状旁腺的大麻烦

小杨今年才 29 岁，平日健康开朗、喜欢运动，最近 2 年却被反反复复的疾病困扰。小杨 2 年前因腰痛发热做 B 超发现自己患了肾结石，做了一次体外穿刺取石后不到一年腰痛症状再次出现，B 超发现肾脏结石又长了出来。没办法，他只好做了第二次手术。谁知道刚刚出院不久，一次简单的运动让他的下肢莫名其妙骨折了，送医后进行了骨折复位手术，术后很久骨折部位才长好。

小杨为自己这 2 年的患病经历而苦恼，几次的就医经历使他 2 年里一半的时间在医院度过。这次骨折好了后，小伙子回到上海上班，谁知道上班不久，下肢又莫名其妙出现了骨折，小伙子预感到自己身体可能出现了问题，于是来到医院骨科进行详细检查。

骨科医生详细询问了患者的病史后，得知患者反复出现肾结石、骨折，觉得患者不应该就是单纯的骨折问题，于是在骨折复位的同时，给小杨做了与血钙有关的一些检查，检查发现患者的甲状旁腺激素水平增高、血钙水平升高。

甲状旁腺激素水平的升高，会使小杨骨骼里面的钙都流失到血液中，引起骨质疏松和各种结石，这就解释了小杨为什么会有反复肾脏结石和无明确原因的骨折病史。

经内分泌科医生会诊后，高度怀疑小杨的甲状旁腺可能有问题，于是给小杨做了甲状旁腺的 CT 和 B 超检查，结果证实了他们的推测，在左甲状旁腺的位置有一个花生大小的瘤。

小杨的病因终于找到了，下一步的治疗要把肿瘤拿掉，但这个位置的肿瘤离喉返神经很近，而且手术中可能不太容易发现肿瘤，术后还有血钙波动带来的危险等手术风险。小杨很担心手术的风险，生怕喉返神经损伤给他带来永久的声音嘶哑。

经过长达 2 个小时的手术，最后终于在甲状腺背面下方深层找到了这个危害小杨 2 年的花生大小红色的小肿瘤，这个小肿瘤藏得很深很隐蔽，拿掉肿瘤，术中快速冰冻病理证实是甲状旁腺瘤，小杨的血钙也马上下降到正常范围，就是说血液里的钙终于回到了小杨的骨骼内。

甲状旁腺为内分泌腺之一，位于甲状腺侧叶的后面，有时藏于甲状腺实质内。一般分为上下两对，黄色绿豆大小。甲状旁腺分泌的是甲状旁腺激素。

甲状旁腺激素的主要功能是影响体内钙与磷的代谢。它作用于骨细胞和破骨细胞，从骨动员钙，使骨盐溶解，血液中钙离子浓度增高，同时还作用于肠及肾小管，使钙的吸收增加，从而使血钙升高。机体在甲状旁腺激素和降钙素的共同调节下，维持着血钙的稳定。若甲状旁腺分泌功能低下，血钙浓度降低，出现手足抽搐症；如果功能亢进或者生了甲状旁腺肿瘤则可引起骨质过度吸收，容易发生血钙高、骨质疏松、骨折。

（陈晓平）

○ 摘编自"上海市浦东新区公利医院"微信公众号 2017 年 2 月 10 日

—— 专家简介 ——

陈晓平

陈晓平，主任医师、教授、博士生导师，上海市浦东新区公利医院耳鼻咽喉科主任、耳鼻咽喉科重点学科群负责人。

擅长中耳炎鼓室成形人工听骨植入听力重建术、面神经减压术等耳显微手术，鼻腔鼻窦疾病及肿瘤微创手术与头颈肿瘤切除术。在耳聋耳鸣、面瘫、三叉神经痛、鼾症、甲状腺及头颈肿瘤诊治等领域有较深的造诣。

四十三、甲状腺结节的隐患

　　甲状腺是人体的一个蝴蝶状的小器官，甲状腺制造、储存并释放甲状腺素进入血液，调节身体的代谢。这些激素对维持身体的所有组织、器官正常运转是非常重要的。

　　出现甲状腺结节时可使用以下手段进行评估：血清促甲状腺激素（TSH）测定、甲状腺 B 超、细针穿刺活检、放射性核素扫描。当血清促甲状腺激素水平低于正常，应行甲状腺核素扫描，了解结节的功能状态。如血清促甲状腺激素水平正常或高于正常，则须行甲状腺超声检查，放射性核素扫描以往广泛应用于甲状腺结节性疾病的诊断，但它只能用于对甲状腺功能的评估。甲状腺细针穿刺活检（FNA）是评估甲状腺结节最准确、最有效的方法，但它也存在一定比例的假阴性。因此，有时需要进行 B 超定位下的甲状腺粗针穿刺活检，以进一步确诊。

　　即便甲状腺结节被诊断为良性，也需对患者进行随访，因为甲状腺细针穿刺活检的假阴性率可达 5%，这部分患者虽少，但不可忽视。建议每 6～18 个月采用超声检查随访结节的增长情况，结节生长不一定是恶性病变的指征，但这是再行甲状腺细针穿刺活检的适应证。有关甲状腺结节的治疗都是以甲状腺细针穿刺活检的结果为依据制定的。细胞学结果显示为良性者，不需进一步检查和治疗；恶性者，需订手术治疗；不能诊断者，重复活检，仍不能诊断时，严密观察或手术切除。

（於子卫）

○ 摘编自《新民晚报》2009 年 8 月 24 日

—— 专家简介 ——

於子卫

　　於子卫，主任医师、教授、硕士生导师，上海交通大学附属第一人民医院耳鼻咽喉-头颈外科行政副主任。

　　擅长甲状腺肿瘤、喉癌、下咽癌等头颈恶性肿瘤以及嗓音疾病的外科手术治疗。

四十四、喉癌治疗后四大康复生活秘笈

为防止喉癌术后复发和转移，提高康复效果，患者必须遵守以下四大守则。

（1）喉癌患者在治疗结束后均应坚决戒烟和戒酒。吸烟的危害毋庸多言，而饮酒也是喉癌的一个重要因素，致癌作用可能比吸烟有过之而无不及，特别是边饮酒边吸烟，患喉癌的机会明显增加。喉癌可以治愈，但如果患者不改掉不良的生活习惯，继续饮酒、吸烟，那么喉癌复发是很难避免的。

（2）喉癌患者在经放疗或手术后，身体都很虚弱，因此，应加强营养，多吃高蛋白、维生素丰富的流质饮食，进食要慢，冷热适中，以免食物进入气管、支气管内而发生肺部感染。天气冷或外出时应戴口罩，以免冷空气进入气管内加剧咳嗽及发生肺炎等并发症。

（3）保留配戴导管的患者，应保持导管、导管口及其周围的清洁，平时用纱布遮盖导管口，以免灰尘、细菌进入。有痰液时应吸出，以免堵塞气管、支气管而发生感染与肺不张等并发症。

（4）定期复查很重要。在一般情况下，头颈部的恶性肿瘤术后及综合治疗后，每3个月至少要复查一次，直至5年，5年后每4个月复查一次。放疗中的喉部水肿，应在结束后2个月左右消失，假如在3～6个月后喉部水肿仍未消失，就应想到有癌瘤残存或复发的可能，应及时到医院就诊，必要时进行相关检查以明确诊断，及时治疗。

（郑宏良）

○ 摘编自"中华康网"2013年10月1日

四十五、"吸烟酗酒"是喉癌的幕后黑手

著名相声演员李文华曾因罹患喉癌不得不告别心爱的舞台，离开广大热爱他的相声观众。在其做了全喉切除手术 20 年后，癌症发生转移，这次癌症的复发带走了这位人民艺术家的生命。

喉癌是一种致死性疾病，同时又是一种致残性疾病，对患者的危害甚大。好发年龄在 40～70 岁，男性较女性更多。由于喉癌早期症状表现具有非特异性，如声音嘶哑常可在感冒、长时间唱歌说话后发生，咽喉异物感又可见于多种良性疾病，咳嗽咯血又常是呼吸道疾病的表现，因此对于有这些症状，尤其是当这些症状持续不愈的时候，就要特别警惕。最保险的做法是及时到医院做喉癌的相关检查，以便能及时发现疾病。但很多患者都讳疾忌医，真正来就诊的患者中，中晚期则占到了相当大的一部分，有些患者甚至是症状严重到要窒息、喉阻塞需要做紧急气管切开的程度时，才被急救车送至医院。这部分患者大多已经丧失了最佳的治疗时间，患者的愈后也相对较差。因此早期发现、早期诊断、早期治疗是对生命最好的呵护。

说起喉癌的致病原因，两大不良嗜好——"吸烟"与"过度饮酒"是喉癌的幕后黑手。在临床上，几乎所有的喉癌患者都有多年的吸烟史。另外，过度饮酒也可引发喉癌，这是因为酒精长期刺激咽喉黏膜，引起黏膜变性致癌。

喉癌的确诊并不困难，只需在正规医院进行检查。和任何一种肿瘤都相似，喉癌越早治疗越好，早期治疗，5 年生存率可以达到 90％以上。国内治疗喉癌的原则是"以手术为主的综合治疗"。早期的病变可以通过放射治疗和激光治疗，而不需要做开放性手术。对于中晚期的患者，由于病变范围大，更多地选择开放性手术以及其他辅助治疗。对于喉癌来说，还要注意转移和复发，一般来说喉癌常发生淋巴结转移，在对肿瘤进行处理的同时，还要做淋巴结的清扫。

即使手术很成功，患者仍需要做好长期随访工作。一般要求患者在术后半年内每个月都要复查，且在半年里要做一次颈部增强 CT 检查。这样密集的随访在术后 2 年内意义重大，临床观察发现，在术后 2 年内最易出现复发和转移。一旦出现问题，可以及时补救处理，为患者的生存赢得时间，这样的随访一般需要持续 3～5 年。

　　术后除了随访之外，还建议患者进行术后康复训练。由于喉癌的手术往往是将喉体全部或部分切除，部分喉切除的患者，尚能保留一定的发音功能，但是全喉切除的患者，就无法保留发音功能了。为了能让患者在术后也可以和他人交流，回归社会，医院为患者提供了系列康复治疗——"食管发音训练"。对于一些经过上述训练还是无法说话的患者，目前还有"电子喉"等手段可以帮助他们发音。有了这些康复手段，可以解除患者无法说话的烦恼，这对患者重新融入社会有着极大的帮助。

（陶　磊）

○ 摘编自《上海大众卫生报·健康财富周刊》2014 年 7 月 11 日

—— 专家简介 ——

陶　磊

　　陶磊，主任医师、博士生导师，复旦大学附属眼耳鼻喉科医院头颈外科副主任。

　　上海市医学会耳鼻咽喉头颈外科专科分会青年委员，上海市抗癌协会头颈肿瘤专业委员会常委、秘书，上海市头颈肿瘤诊治和转化医学中心秘书等。

　　临床主要从事头颈部良、恶性肿瘤的诊断和手术治疗。

咽|科|

四十六、鼻咽癌的前兆

鼻咽癌是原发于鼻咽部的恶性肿瘤，是我国常见的、重点防治的癌症之一。鼻咽癌的发生可能与人类疱疹病毒 4 型(EB病毒)感染、环境、饮食、遗传等因素有关，发病率以中国南方省市较高。其发生部位隐蔽，又与眼、耳、鼻、咽喉、颅底和脑神经等重要组织器官相邻，易于在黏膜下向邻近结构直接浸润或淋巴结转移，故症状多变，常被患者或医师疏忽，许多患者常先到内科、外科、神经科、眼科求医，几经周折才到耳鼻喉科。

鼻咽癌早期，由于肿瘤微小，可无任何症状。与其相关的临床症状多变，回吸涕带血是其最为多见的前兆，其次是耳鸣、听力减退、耳内闭塞等。若出现以下症状之一，就应高度警惕罹患鼻咽癌的可能：①回吸涕带血或鼻出血。②分泌性中耳炎的症状，如耳鸣、听力减退、耳内闭塞感。③颈部淋巴结肿大。④位于额部、颞部或枕部的一侧性偏头痛。⑤鼻塞。鼻咽癌好发在鼻咽顶前壁，很易侵犯鼻腔后部引起鼻塞。⑥面部麻木。肿瘤侵犯三叉神经可致面部皮肤麻木或感觉异常。⑦复视。肿瘤侵犯外展神经，常致向外视物呈双影；侵犯滑车神经常致向内斜视、复视。⑧舌肌萎缩和伸舌偏斜。鼻咽癌直接侵犯或淋巴结转移至茎突后区或舌下神经管，使舌下神经受侵，引起伸舌偏向病侧、病侧舌肌萎缩、伸舌困难等。⑨眼睑下垂、眼球固定等与动眼神经受损有关；视力减退或消失与视神经或眶锥受侵有关；声嘶和吞咽困难与迷走神经、舌咽神经受损有关。⑩停经。鼻咽癌侵入蝶窦和脑垂体有关，作为鼻咽癌的前兆甚为罕见。

患者一旦出现鼻咽癌前兆症状，应及时就医。医生会通过相关检查进一步明确诊断：①体格检查。除鼻咽、鼻腔、口咽外，还须检查头面部、区域淋巴结及全身各系统。②鼻咽镜检查。观察鼻中隔、鼻腔后部、鼻后孔、鼻咽侧壁、咽鼓管、咽隐窝、软腭背面和后壁等。③影像学检查。包括 X 线检查、CT 检查、磁共振成像检查等，了解肿瘤部位、范围和颅底骨破坏情况，显示鼻咽癌的腔外侵犯情况。尤其是磁共振成像检查，可比较精准地确定肿瘤界线、定位放疗的照射野、了解是否有放疗后脑损伤等。④放射性核素骨扫描。诊断鼻咽癌骨转移阳性符合率比 X 线摄片高 30％，且可提早 3～6 个月检出病灶。⑤B 超检查。了解有无腹腔脏器转移及颈部、腹膜后和盆腔淋巴结的转移等。⑥血清中人类疱疹病毒 4 型抗体的测定。可用作鼻咽癌的辅助诊断方法。⑦病理学诊断。这是确诊鼻咽癌的依据。

放疗被公认为鼻咽癌的首选、主要的治疗方法。但是对于一些较晚期的患者和放疗后复发病例以及少数对放射线欠敏感的腺癌和分化较好的鳞癌则采取放化疗、手术治疗、中西医结合治疗等综合治疗。早期鼻咽癌的 5 年生存率在50％左右，而中晚期者仅为 20％～30％。

（陈世彩）

○ 摘编自《常见疾病前兆早知道》2006 年 12 月

— 专家简介 —

陈世彩

陈世彩，副主任医师、副教授、硕士生导师，海军军医大学附属长海医院耳鼻喉科副主任医师。

中华医学会耳鼻咽喉-头颈外科学分会咽喉学组副组长，上海市医学会耳鼻咽喉头颈外科专科分会委员。

擅长咽喉头颈疾病的诊治，对喉嗓音外科及咽喉、头颈部肿瘤切除后的功能重建等有较深入的研究。

四十七、打鼾憋气务必及时医治

如果把打鼾看成是睡眠香甜的一种表现，那就大错特错了。临床医学研究已经证实，打鼾是呼吸道阻塞的表现之一。如果一个人在睡眠时打鼾严重，并且伴有憋气现象，说明此刻呼吸道已经发生了部分或完全阻塞，使气流不能顺畅进出肺脏，从而造成体内缺氧和二氧化碳潴留，导致人体各种器官损害，并由此产生一系列临床症状。医学上对这种疾病命名为睡眠呼吸暂停综合征，也就是俗称的鼾症。

成人长期发生睡眠时打鼾、憋气可导致高血压、心肌梗死、脑血管意外、糖尿病、肾病、内分泌失调、注意力和记忆力下降、白天嗜睡、性功能减退等，甚至发生睡眠中猝死。由于夜间睡眠时打鼾、憋气可导致白天困倦，易打瞌睡，因此有鼾症疾病困扰的驾驶员容易发生交通事故。研究发现，与鼾症相关的交通事故占总交通事故的 25％，鼾症驾驶员发生交通事故的概率是无鼾症者的 2～7 倍。

打鼾不仅危害自身健康，也严重妨碍同眠者的睡眠休息，后者常常因担心打鼾者憋气发生意外不敢入睡，也有因打鼾者雷鸣般的鼾声导致神经衰弱而不得不分房就寝，甚至有报道因打鼾造成婚姻破裂。

儿童打鼾同样严重危害身体健康，甚至影响儿童正常生长发育。由于夜晚间歇性缺氧及睡眠经常中断，患儿长期处于"氧负债"状态，出现白天精神不振、食欲差。久而久之，导致儿童生长停滞，身高、体重以及智商均会低于同年龄的正常小孩。

由此可知，打鼾绝对不是正常现象，而是一种严重危害人体健康的疾病，不但可诱发或加重心血管及内分泌疾病，而且可导致严重的社会心理问题。打鼾的患者应尽早到医院就诊，明确诊断，早期干预，消除打鼾带来的烦恼。

每个鼾症患者的发病原因不同，疾病的轻重程度及性质也不相同，必须针对每个患者不同的特点制定合适的个体化治疗方案才能达到理想的预期疗效。

鼾症的保守疗法之一为持续正压通气呼吸机治疗，由于每天晚上需要戴着鼻罩睡眠，部分患者不能接受，因此，手术治疗也是一种重要的治疗选项。

（殷善开　易红良）

○ 摘编自《新民晚报》2012 年 3 月 12 日

— 专家简介 —

易红良

易红良，副主任医师、研究生导师。上海交通大学附属第六人民医院耳鼻咽喉头颈外科副主任医师，中华医学会耳鼻咽喉-头颈外科学分会头颈组及咽喉组委员。

擅长阻塞性睡眠呼吸暂停综合征、咽喉及头颈肿瘤和颌面骨折的诊断与治疗。

四十八、良好睡眠，你我共同关注

王先生是一名长途客车司机，说自己打小就爱睡觉，晚上老打鼾，白天也容易犯困，稍有间歇即容易睡着。"那个劲儿一上来根本控制不住，有时候等一个长的红灯都能睡着，但也没觉得是个事。"后来的一次遭遇改变了王先生的看法。2012年他外出运货，开着车在主路上高速行驶时居然瞬间睡着了。本该从最外侧车道下出口，结果车子却斜着滑向最里侧的快速车道。幸好晚上没多少车，副驾驶连忙喊他，把他拍醒，现在想起来还有点后怕。在同事和家人的强烈建议下，王先生到医院进行了检查，诊断患有严重的阻塞性睡眠呼吸暂停综合征。经过手术治疗，现在打鼾症状明显好多了，白天也不嗜睡了。

"你看他睡得多香，都打呼噜了！"生活中我们经常听到人们这样评价朋友和家人的睡眠。很多人总认为打鼾是司空见惯的事情，也是睡得香的表现。殊不知在貌似平凡的打鼾声中，隐藏着许多潜在的危险。在打鼾的人群中，有许多人存在着睡眠过程中的呼吸停止，导致人体正常氧供受到严重影响，严重危害心脑血管系统，极易引发冠心病和高血压。这个隐形杀手在医学上全称为睡眠呼吸暂停综合征。

如果睡眠打鼾，且伴有张口呼吸、频繁呼吸停止；睡眠反复憋醒、诱发癫痫；睡不解乏，白天困倦、嗜睡；睡醒后血压升高；睡眠浅、睡醒后头痛；夜间睡眠心绞痛、心律失常；夜间睡眠遗尿、夜尿增多；记忆力减退、反应迟钝、工作学习能力降低；白天似睡非睡，工作、开会、吃饭时也难以抑制地入睡；阳痿、性欲减退、老年痴呆等症状，需尽快到正规医院检查就诊，必要时可行睡眠呼吸监测，评估是中枢性、阻塞性还是混合性睡眠呼吸暂停综合征。

睡眠打鼾的朋友平常应做好预防和保健，有助于减轻睡眠呼吸暂停综合征的症状。

（1）增强锻炼，加强运动，积极减肥。

（2）避免烟酒嗜好，饮食宜清淡，减少对上呼吸道的刺激。

（3）采用侧卧位姿势，右侧为宜，睡眠时可背双肩包，保持强制性侧卧位；选择合适的枕头，厚度以单侧肩宽为宜，不宜垫太高。

（4）睡前禁止服用镇静、安眠药物，以免加重对呼吸中枢的抑制；对合并高血压、心脏病者，要按时服用药物。

（5）使用加湿器可以保持卧室空气湿润避免睡醒时鼻腔及咽喉部干燥。

医学上的干预措施主要包括药物治疗、持续性正压通气、佩戴口腔矫正器以及手术治疗；但前三者需要患者长期使用配合，往往依从性不佳。手术治疗原则均为去除鼻腔、口咽腔不重要的过剩组织，扩大上呼吸通道气流量，主要包括鼻部和咽部息肉摘除、鼻中隔偏曲矫正、下鼻甲部分切除、扁桃体剥离、悬雍垂腭咽成形术、舌根消融、正颌手术等，具体手术方式应根据医师检查评估后确定。

（余少卿）

○ 摘编自《家庭医学》2015 年 4 月

—— 专家简介 ——

余少卿

余少卿，副教授、副主任医师，同济大学附属同济医院耳鼻咽喉头颈外科主任。

中华医学会变态反应学分会鼻眼过敏学组委员，中国医疗保健国际交流促进会过敏性疾病防治分会委员，上海市医学会耳鼻咽喉头颈外科专科分会青年委员。

小｜儿｜

四十九、小耳畸形的全耳廓再造与听力重建联合手术技术

耳是人体重要感觉器官之一，耳廓畸形会严重影响患者的容貌、心理，并可导致听力损失。小耳畸形是先天发育不良所导致的一种偶发事件，目前病因尚无定论，可能与孕期感染、接触致畸物质有关。

70%～90%的患儿为单侧的小耳畸形，对侧耳朵可以正常地听到声音，因此极少影响患者的言语发育。双侧小耳畸形时，会严重影响小孩的言语发育，造成明显的交流障碍，这部分患儿需要尽早佩戴骨导助听器帮助康复听力，目前常用的软带式骨导助听器对儿童期的传导性聋效果良好，有条件的家庭应尽早使用。对于小耳畸形，无论听力损失或是耳廓畸形，均可以通过多种方法进行治疗和康复。从心理和生理两方面考虑，最理想的手术年龄是在小孩进入学校之前。一般不主张在6岁前进行小耳畸形手术，原因在于6岁以后患儿肋骨才发育到足够进行耳廓支架的雕刻制作。患儿6岁前并不会特别关注自己的异常耳朵，因而不会造成严重的心理创伤，而他们也不能很好地配合手术后的护理。但多数患儿在6岁时也还发育不足，尚没有足够的肋软骨，因此，多数要等到8岁之后才可以适合手术。

全耳廓再造手术是一个极具挑战性的工作，需要分多次完成。医生取出患者胸部的部分肋软骨，将其雕刻成三维的耳廓软骨支架形状，然后放入患侧皮肤"囊袋"下。之后将新建的耳廓立起来，使其更富有立体感。用自身的肋软骨做成的耳廓是"活的"，可以跟随生长，与人造材料相比，其组织相容性好，抗压、抗损伤能力较强。多年的临床经验表明，如果孩子的耳道完全没有发育，即表现为耳道闭锁，医生通过手术的方法打通耳道，术后远期听力效果不太理想，且人为打通的耳道需要终身护理。这种情况建议植入振动声桥等骨导助听器以提高听力。如果孩子的耳道狭窄，有并发外耳道胆脂瘤的风险，建议行耳道成形加

鼓室成形术,有机会获得健康的耳道和良好的听力。

（张天宇）

○ 摘编自《家庭用药》2012 年 7 月

—— 专家简介 ——

张天宇

张天宇,主任医师、教授、博士生导师,复旦大学附属眼耳鼻喉科医院眼耳鼻整形外科行政主任,耳鼻喉科研究院副院长。

从事耳鼻咽喉头颈外科三十多年,致力于耳科与小儿耳鼻喉科先天畸形性疾病的外科治疗,具有丰富的临床经验。专注于耳畸形的全耳廓再造及听力重建。

五十、关注儿童分泌型中耳炎

儿童分泌性中耳炎有很多不同的名字，如渗出性中耳炎、卡他性中耳炎、浆液性中耳炎、浆液-黏液性中耳炎等，是以中耳内积液及听力下降为主要特征的中耳非化脓性炎性疾病。简单的理解就是由于中耳内含空气的空间被炎症时产生的液体占据，此时就会影响听力。

有高达 96％的儿童患过分泌性中耳炎，且复发率高。但家长不必过度担心。因为多数急性分泌性中耳炎可以自愈，绝大多数经过合理的治疗后，可以完全恢复正常，仅极少数需要进一步的手术治疗。

那么为什么儿童容易患这个病呢？目前医学研究虽然没有彻底查明病因，但发现主要与咽鼓管(鼻子和耳朵之间的换气通道)功能障碍、感染和免疫反应等因素密切相关。其中，咽鼓管功能不良为主要原因。在儿童中，腺样体肥大是引起咽鼓管阻塞或咽鼓管功能不良的最常见原因。此外，本病常继发于急性上呼吸道感染，极可能是中耳的一种轻型的或低毒性的细菌感染。最后，由于中耳为一独立的免疫防御系统，在儿童期尚未发育成熟，这也是儿童易患本病的重要原因之一。

因此，有必要了解神秘的咽鼓管，它是连接中耳腔和鼻咽部的一个肌性管道，其软骨段管腔的开闭具有调节中耳气压，使之与外界大气压基本保持平衡的功能。咽鼓管功能不良时，外界空气不能进入中耳，中耳内气体被黏膜逐渐吸收，腔内形成负压，致使中耳黏膜肿胀，毛细血管通透性增加，鼓室内出现漏出液。如负压持续，中耳黏膜还可发生一系列病理变化。

了解了这么多关于中耳炎的常识后，作为家长最关心的是我们该怎么办呢？首先要注意到儿童会出现听话迟钝或注意力不集中。较大的儿童会告诉家长，耳内闷胀感或堵塞感、听力减退、耳内有响声等。多发生于感冒后，或不知不觉中发生。其次，要积极配合医生进行听力检查，声导抗测试是最常进行的基本听力学诊断测试，是诊断的重要参考依据，同时是判断疾病恢复程度的重要依据，因此医生会经常要求孩子做这样的检查，并根据临床症状、检查发现等做出准确的诊断。极少数情况下，可能需要在无菌操作下做诊断性鼓膜穿刺术确诊。

一旦确诊了患有分泌性中耳炎，常用的治疗方法包括以下几个方面。

（1）保守治疗。发病 3 个月内的需要密切观察，建议 2～4 周随诊一次，酌情对症处理，其间需要合理使用抗生素治疗。

（2）对于合并鼻炎、鼻阻塞的患儿可使用滴鼻剂，使鼻腔通畅，利用咽鼓管的功能恢复。

（3）对患有打鼾、睡眠憋气的患儿，则应积极考虑腺样体和扁桃体手术。

（4）保守治疗 3 个月无好转，多需要采用鼓膜切开置管术；鼻咽阻塞或慢性腺样体炎时行腺样体切除术。

（5）极少数鼓膜置管脱出或取管后复发，可以再次手术。再次置管时，一并行腺样体切除术（腭裂或黏膜下腭裂除外）。

家长尤其要注意的是：注意观察患儿日常行为，做到早发现早治疗；规范用药；注意避免或减少感冒发生；定期复诊；注意治疗期间避免坐飞机。

（张天宇）

○ 摘编自《新民晚报》2015 年 3 月 16 日

五十一、小儿鼻出血常见原因分析及应对策略

小儿鼻出血是鼻科常见的症状，家长们遇到这种情况往往比较担心。其实大可不必，因为绝大多数的小儿鼻出血都不是严重疾病造成，偶尔出血不会有严重后果，经过恰当的处理，约 90% 的鼻出血在短时间内能够止血，多不需要住院治疗。

（1）小儿鼻出血病因包括局部因素和全身因素。

1）局部因素。①各种类型鼻炎：是儿童最常见的原因。②鼻腔异物或挖鼻：2～5 岁儿童喜欢用手挖鼻，或将各种异物塞入鼻腔内，也常引起鼻出血。③鼻部外伤：往往比较严重，出血量较大。医源性外伤也易引发出血、血肿等情况。④鼻腔肿瘤：以青少年男性鼻咽纤维血管瘤和鼻腔血管瘤较为常见。

2）全身因素。①血液病：是引起儿童鼻出血常见的全身性因素之一。②急性发热性疾病：由于高热引起毛细血管破裂造成出血。③营养障碍或维生素缺乏：长期偏食，容易造成营养障碍、微量元素缺乏，引起鼻出血。④遗传性疾病：如遗传性毛细血管扩张症等。

（2）鼻出血的部位一般分为以下 4 个部位。①鼻腔前部：最常见的位置就是鼻中隔前下段的利特尔区，出血量一般不大，持续时间短，易止血。②鼻腔中上部：在儿童多为外伤引起，常为动脉性出血，出血量较大。③鼻腔后部：常见于鼻咽纤维血管瘤等。④鼻腔黏膜弥漫性出血：多见于全身慢性疾病，如白血病等。

（3）鼻出血的应对方法如下。

1）需要尽快进行局部止血处理。①烧灼法：对于出血量较小，出血点明确，或有反复鼻出血的患儿，可以使用硝酸银、激光、微波等行烧灼治疗。②填塞法：常见于全身性疾病或外伤等引发的弥漫性鼻出血。③血管结扎法或数字减影血管造影（DSA）下栓塞治疗。④鼻腔黏膜护理：可采用金霉素眼膏、石蜡油、生理海盐水等滋润黏膜，清理分泌物和凝血块等，保持正常生理功能。

2）儿童鼻出血严重者可以适当使用镇静剂，减缓出血的速度。常用止血药品包括巴曲亭（立止血）、安络血、酚磺乙胺（止血敏）、凝血酶等。对于大量失血

者，应统计出血量，及时补液。积极预防和及时纠正休克。鼻出血的缓解期还应积极治疗全身性疾病。

3）对于大龄儿童，有反复鼻出血者，可以行鼻内镜下止血术。

由于儿童鼻出血绝大多数是由鼻腔干燥、黏膜糜烂引发的，而这种情况与患儿平时的饮食、生活习惯密切相关，因此平时应该多吃蔬菜，尤其是多进食粗纤维、多喝白水、少零食和饮料；排便要定时，一天一次，避免干燥；平时不能挖鼻，减少对鼻黏膜的损害；积极治疗鼻炎等相关疾病以及全身慢性疾病。

（陈　洁）

○ 摘编自上海交通大学附属上海儿童医学中心"上海儿中心耳鼻喉科"微信平台

—— 专家简介 ——

陈　洁

陈洁，主任医师、副教授，上海儿童医学中心耳鼻咽喉头颈外科主任。

在小儿各种常见疾病，先天性疾病的诊断和治疗上有着丰富的经验。

五十二、小儿喉异物的表现

喉异物是一种非常危险的疾病，多发生于 5 岁以下幼儿。声门裂为呼吸道狭窄处，一旦误吸入异物，极易导致喉阻塞。如不及时抢救会很快窒息死亡。其多因口含异物或进食时突然大声说话、哭笑将异物吸入喉部。

较大异物嵌顿于喉腔后，立即引起失声、剧烈咳嗽、呼吸困难、发绀、甚至窒息，严重者可于数分钟内窒息死亡。较小异物则常有声嘶、喉喘鸣、阵发性剧烈咳嗽。若喉黏膜被尖锐异物刺伤，则有喉痛、发热、吞咽痛呼吸困难等症状。

教育幼儿进食时不要大声哭笑，平时不要将针、钉、硬币等物含于口中，食物中的鱼骨、碎骨等要挑出，果冻类食物不要吸食，以免误吸入呼吸道。一旦发现孩子有喉异物表现应当立即就诊，避免耽误孩子病情。

（李晓艳）

○ 摘编自"好大夫在线"李晓艳大夫的个人网站 2016 年 1 月 7 日

—— 专家简介 ——

李晓艳

李晓艳，主任医师、硕士生导师，上海市儿童医院耳鼻咽喉头颈外科主任。

中国妇幼保健协会妇幼微创专业委员会副主任委员，中国医师协会儿科医师分会、耳鼻咽喉科医师分会常委，中华医学会儿科学分会、中国医疗保健国际交流促进会、中国中西医结合学会耳鼻咽喉科专业委会委员等。

致力于儿童耳鼻喉科疾病的诊治，尤其擅长新生儿喉气管疾病以及儿童头颈外科疾病。

五十三、儿童感冒为何易患中耳炎

儿童分泌性中耳炎发病率很高，占小孩耳部疾病的首位。分泌性中耳炎与上呼吸道感染有密切关系，数据显示，感冒发热的孩子中有 $10\%\sim15\%$ 伴有急性分泌性中耳炎，发病的高峰年龄在 $2\sim4$ 岁。孩子本身的解剖特点是连接中耳与鼻咽部位的咽鼓管呈水平状，感冒后细菌较易进入中耳引起发炎。分泌性中耳炎的发病高峰又集中在学龄前，若没有及时发现，病程可能超过 $2\sim3$ 个月，有的还可能转化为慢性分泌性中耳炎，甚至粘连性中耳炎。慢性分泌性中耳炎的发病率约为 2%，一旦患病，孩子的听力就可能受影响。

早期发现孩子的中耳炎，家长要发挥关键作用。一般地说，如果孩子说耳朵痛、耳朵流脓，家长会警惕是否患有中耳炎。但一些状况并不典型，家长往往容易忽视，比如新生儿、婴儿晚上反复哭吵无法入睡，可能是耳朵痛；孩子讲话声音明显变响，看电视时音量开得很大；孩子鼻子堵塞得厉害，并伴有耳朵闷的感觉，可能是中耳炎引起的中耳积液；与孩子交谈时，总是"啊？啊"需要重复几遍才能听清楚，可能是中耳炎引起的听力下降；反复感冒发热；睡眠时经常打鼾。

如家长发现孩子有上述异常表现，建议到医院进一步检查。医生会首先用电耳镜观察鼓膜和中耳腔进行初步判断，再通过一系列先进听力学检查进行确诊，辨别出孩子是否患有中耳炎、中耳炎的程度是急性还是慢性，以及听力损伤情况，进一步 CT 检查判断中耳腔是否有积液。

儿童中耳炎的治疗原则是早期发现、早期治疗，医生会根据中耳炎的病情程度，最终决定治疗方案。急性中耳炎伴有中耳腔积液，通常会采用药物保守治疗，包括局部滴耳液、滴鼻液，同时治疗感冒。如药物治疗无效，还可进行咽鼓管吹张和理疗。这样一方面可缓解症状，另一方面可将中耳腔听小骨粘连，以此来改善患儿的听力。如果经保守治疗无效，演变成为慢性中耳炎，并出现明显积液，这就应该考虑是否需要进行中耳腔置管引流术，将中耳腔积液引流出来，同时进行内窥镜下腺样体削除术，从根本上消除发病原因。如果慢性中耳炎没有明显积液，则可进行内窥镜下腺样体削除术，加上中耳腔灌药术，如此一来，孩子复发中耳炎的概率将会非常小。

对中耳炎的预防，可从预防孩子上呼吸道炎症展开。如增强抵抗力，重视饮食营养，增加一定量的维生素 C 的摄入，适当活动，注意保暖，保持相对稳定的环境温度，同时避免到过于嘈杂和众多人群的场所，减少感冒的发生。对于有过敏体质的孩子，在春秋好发季节，应及时给予鼻腔局部喷药、口服抗过敏药物进行预防。一般地说，有过敏体质的小孩如不进行预防，很可能在感染的基础上诱发中耳腔积液，产生分泌性中耳炎。家长一旦发现自己的孩子患上急性中耳炎，应及时到专科医院进行治疗，避免演变成为慢性中耳炎，对孩子的听力和语言发育带来影响。

（许政敏）

○ 摘编自《解放日报》2012 年 5 月 8 日

—— 专家简介 ——

许政敏

许政敏，主任医师、教授、博士生导师，复旦大学附属儿科医院耳鼻咽喉头颈外科主任。

上海市儿童听力障碍诊治中心主任、中国医师协会儿童耳鼻咽喉专业委员会主任委员，中国康复医学会听力康复专业委员会副主任委员，世界卫生组织（WHO）防聋专家组委员，中华医学会耳鼻咽喉-头颈外科学分会儿科学组委员，上海市医学会耳鼻咽喉头颈外科分会小儿学组副组长等。

急｜症

五十四、鱼刺卡喉有风险——自行处理不靠谱，及时就医为最佳

　　医院的耳鼻咽喉科经常会接诊许多误吞异物前来急诊的患者，其中以鱼刺卡喉者居多，大多会卡在口咽黏膜、扁桃体、舌根或者喉咽部，做吞咽动作或饮食时，有明显刺痛。部分人因嫌麻烦不来医院，自行处理，这就会造成一些很严重的后果，甚至可能导致生命危险。

　　鱼刺异物卡喉中"Y"形鱼刺卡喉最多见。这些"Y"形细软鱼刺大多来自河鱼背部的鱼肉，被误吞入的概率大，加上它"Y"形的形态，很容易扎在口咽部褶皱的黏膜内或扁桃体上，也容易卡在喉咽部、舌根、会厌谷，甚至气管入口、气管内、食管入口、食管内。据统计，以下三种情况最易发生鱼刺卡喉：①吃饭时心不在焉；②囫囵吞枣大口进食；③鱼汤拌着米饭吃。

　　当鱼刺卡在咽喉后，大多数人会想用"土"办法——"吞饭团"把鱼刺挤下去，其实这样做很危险。有的会把暴露在咽喉部的鱼刺折断，有的会导致鱼刺越扎越深，造成医生无法窥视到鱼刺，需要通过影像拍片帮助确定。如果异物随饭团下咽，难以通过食管入口，卡在那里，疼痛难忍。一旦异物进入食管，危险性就更大了，除了钳取难度大，如果异物刺破食管壁造成食管穿孔，会引起纵隔感染；如果刺破食管旁的大血管，可导致大出血。有一些人习惯自行用手指伸向喉咙往外抠挖，但由于手指在口腔黏膜内难以定位，也难以夹取，此法还会刺激咽后壁，引起恶心、呕吐，甚至挖伤黏膜而出血，加重疼痛等。当鱼刺刚刚卡喉时，可以试含一口水漱喉咙，仰起头发"啊"声，反复几次，靠水在咽喉部的振动和浮力促使鱼刺脱出，但如果鱼刺刺入较深，此法通常无济于事。

　　无论工作有多么忙碌、着急，吃饭还是要细嚼慢咽，一旦出现鱼刺卡喉，不能慌张，更不能吞咽饭团自行解决，初步确定是否有鱼刺或刺痛位置清晰固定时，应及时就医。

　　发生鱼刺卡喉时，先试空咽动作几次，确定是否每次都有刺痛感。因为有时

进食过快，鱼刺可擦伤黏膜，造成一种鱼刺卡喉的假象，这种情形在临床中也较常见。真正鱼刺卡喉的感觉是每次做吞咽动作时都有明显的刺痛，刺痛常持续固定在一个部位，能在颈部明确指点出卡喉的位置，而咽部静止时疼痛不明显。

如果孩子被鱼刺卡住，常会无缘无故哭闹，拒绝饮食水，流口水或吞咽时有痛苦表情，甚至反胃、呕吐。应该及时就医，不要耽搁拖延。

医生在取鱼刺时，要主动配合。有些人咽部反射较敏感，医生会先对咽喉部喷洒黏膜表面麻药，再行检查或取出鱼刺。有时经检查未发现鱼刺，而咽喉部疼痛的症状仍很明显，这可能是鱼刺已完全扎入黏膜而不易被发现，此时不能轻易放弃检查和治疗，如刺痛明显、定位准确固定，可再次到医院检查。因为鱼刺属于生物学异物，机体有排异反应，咽部反复吞咽运动后可将鱼刺尾端推出或变位，此时鱼刺才可能被发现。如果只是鱼刺异物擦伤黏膜，确实没有鱼刺存在，刺痛感会在几天内消失。切莫自行胡乱处理，以免导致异物卡得更深，移位到更加难取、风险更大的部位，增加医生钳取的难度和自身的危险性。

（葛荣明）

○ 摘编自《康复·健康家庭》2015 年 1 月

── 专家简介 ──

葛荣明

葛荣明，主任医师、教授、研究生导师，同济大学附属同济医院耳鼻咽喉头颈外科。

擅长咽喉头颈外科肿瘤诊治和手术切除后的功能重建，喉显微外科手术，嗓音疾病防治，气管、食管异物取出，环杓关节脱位复位等。

CHAPTER TWO

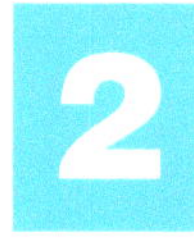

问名医

耳｜科｜

1. 耳朵由哪几部分组成，在听觉过程中各起什么作用

耳朵是我们身体上用来辨别声音的一个器官。我们平时看到的，位于头部两侧的耳廓和外耳道只是耳朵的一部分，称为外耳，再往深部还有中耳和内耳。外耳和中耳之间由一层很薄的膜连接，这层膜就是鼓膜，鼓膜又连在位于中耳的3块听小骨之一的锤骨上。人体有3块听小骨，锤骨、砧骨及镫骨，在中耳腔内是依次连接，并通过镫骨底板与内耳相连。内耳位于耳朵的最深处，形似蜗牛壳，其内弯曲复杂，形似迷宫，因此内耳又称迷路。外面是骨性结构，叫骨迷路。内里是与骨迷路相似的膜形结构，叫膜迷路。膜迷路的内外都充满液体，分别为内、外淋巴液；在膜迷路里有一个特殊结构，叫螺旋器，螺旋器上有感觉毛细胞，为听觉神经的末梢，这种感觉毛细胞能感受到中耳传来的声音震动，并将声音震动转变为神经冲动，传递声音信息。

总之，人的耳朵是由外耳、中耳和内耳三部分组成，各部分结构不一样，所起的作用也不同。外耳像一个喇叭筒，主要功能是收集外界的声音，声音借助空气媒介传到中耳，在传到中耳过程中，会引起鼓膜的震动，进而引起3块听小骨震动，再通过听小骨这个桥梁，把声音传到内耳，刺激耳蜗内的听觉毛细胞，从而产生神经冲动，神经冲动沿着听神经传到大脑皮质的听觉中枢，形成听觉。

（黄新生）

—— 专家简介 ——

黄新生

黄新生，主任医师、博士生导师，复旦大学附属中山医院耳鼻喉科主任。

中国医药教育协会呼吸康复专业委员会常委、副秘书长，国家卫生和计划生育委员会听觉医学重点实验室专家委员会委员，上海市医学会耳鼻咽喉头颈外科专科分会委员，上海市医师协会耳鼻咽喉科医师分会委员，上海市康复医学会听力康复专业委员会委员。

2. 鼓膜穿孔了，就什么声音都听不到了吗

鼓膜位于外耳和中耳的交界部，是一个椭圆形或圆形的半透明膜，为声音从外耳传入中耳的起始端，与中耳内的听骨链共同构成传音装置，通过鼓膜和镫骨足板的面积差、听骨链和鼓膜喇叭形的杠杆作用，巧妙地完成了声音的传递和放大作用。人耳能听到的最轻的声音，即为能引起听觉的最小声强，被称之为听阈。

当鼓膜穿孔时，鼓膜的有效振动面积下降，声音传递和放大的作用部分遭到了破坏，导致听阈提高，听力下降。直观的感觉就是耳朵不灵了。一些原本能听到的声音，因为声音的声强不足以达到声阈而变得听不到了。但是那些比较响、声强仍高于穿孔后声阈的那些声音依然可以被听到。现实生活中，我们会发现鼓膜穿孔的人听不见人们轻声细语的交谈，但可以听到别人在一旁的高谈阔论；听不见草丛中小虫的细鸣，但可以听到隔壁人家的犬吠。因此，鼓膜穿孔并不是什么声音都听不到，依然可以听到比较响的声音。

（陈　东）

—— **专家简介** ——

陈　东

陈东，副主任医师，上海交通大学医学院附属第九人民医院耳鼻咽喉科副主任医师。

擅长耳鼻创伤畸形的修复，颌面骨折的手术修复和功能重建，鼻眼相关外科，前颅底手术，无耳或小耳畸形的种植耳整复技术，头颈肿瘤的外科手术，头面部血管瘤的综合治疗等。

3. 鼓膜穿孔了，为什么需要修补

鼓膜的生理功能，好比是生活中使用的话筒中的振动膜，是一个灵敏的压力感受器，接受来自外耳道传入的声压，是能够听到声音的第一步。鼓膜穿孔，导致这个声压感受器不再敏感，部分声音听不到，这给正常生活工作带来了诸多不便，严重影响到生活质量。

除此以外，鼓膜还是中耳的一个重要屏障，完整的鼓膜将中耳和外耳隔绝，

能有效阻挡来自外耳道病菌的侵袭，避免中耳感染。当外界出现巨响时，巨大声压可以对中耳甚至内耳造成损伤，此时鼓膜可以部分阻挡声压的传入，甚至可以牺牲自己来保护中耳和内耳免受严重损伤，从而保护听力。

完整的鼓膜有如此重要的作用，因此当鼓膜出现穿孔而不能自愈时，就需要行鼓膜修补了。鼓膜修补既可以恢复受损的听力，又能重建中耳与外耳之间的屏障，保护中耳，避免来自外耳道病菌的感染，抵御巨大声响对中耳和内耳的严重破坏。

（陈　东）

4. 人体最小的骨头在哪里，有什么功能

人体共有 206 块骨头，其中最小的是位于双侧中耳腔内的各 3 块听小骨，它们因各自的形状而得名——形如小铁锤的锤骨、形如铁砧的砧骨、像小马镫一样的镫骨。锤骨和砧骨约米粒大，镫骨最小，只有在显微镜下才能看清楚。

锤骨、砧骨和镫骨顺次连接成听骨链。锤骨附着于中耳腔与外耳道相连接处的鼓膜上，而镫骨与内耳的前庭窗相连，听骨链构成鼓膜与前庭窗之间的机械联系装置。据科学家研究发现，3 块听小骨之间是以一种特殊的方式连接形成一弯形的杠杆系统，以听骨链的运动轴心为支点，可将锤骨柄与砧骨长突看作杠杆的两臂，在运动轴心的两侧，听骨链的质量大致相等，但该杠杆两臂的长度不相等，锤骨柄与砧骨长突比为 1.3：1，因此，借助听骨链杠杆作用，可将声能提高 1.3 倍。此外，听骨链的运动形式也很特殊，在外界常规的声强刺激下，听骨链是作为一个整体进行运动的，但当外界较强的声强刺激时，听骨链就不再呈一整体运动，这时镫骨足板的阻力会增加，砧镫关节也会起到缓冲作用，从锤骨经砧骨到镫骨的声波振幅逐渐减小，这有利于内耳避免受到强烈的刺激，可保护内耳。

因此，3 块听小骨主要的生理功能是作为一个杠杆系统，将声波由鼓膜传至内耳，实现有效的阻抗匹配。如果 3 块听骨中的任意一块发生病变，就会造成声音传导障碍。

（黄新生）

5. 哪些疾病会影响或破坏听骨链及其功能

影响和破坏听骨链及其功能的疾病较多，常见的有如下几种。

（1）慢性化脓性中耳炎。又叫"烂耳朵"，分三型——单纯型、肉芽型、胆脂瘤型。其中单纯型一般表现为耳间歇性流脓，感冒时脓量可增多，检查可见鼓膜紧张部大小不一的穿孔。肉芽型流脓量少，一般有臭味，透过鼓膜上的穿孔看见中耳里面的肉芽或息肉。胆脂瘤型流脓量不一定多，但有恶臭，鼓膜松弛部可见灰白色或褐色团块样组织，易于出现面瘫等颅内外并发症。

（2）分泌性中耳炎。即常见的鼓室积液，患者感觉耳朵被塞子塞住了，就像头闷在水里游泳听不清岸上人讲的话一样。此病也较常见，特别是儿童感冒后。分泌性中耳炎一般不破坏听骨链，但由于耳内有液体影响听骨链的传导功能，产生听力下降。分泌性中耳炎可能产生胆固醇结晶和胆固醇肉芽肿，造成永久性的听力下降。

（3）粘连性中耳炎。由于各种急、慢性中耳炎愈合不良引起的后遗症，其主要表现为中耳乳突内纤维组织增生或瘢痕形成。

（4）鼓室硬化。是中耳长期慢性炎症遗留的结缔组织退行性变化，虽不直接毁坏听骨链，但会严重影响其传导功能，造成听力下降。

（5）耳硬化症。是一种原发于骨迷路（即内耳）原因不明的局灶性病变，在局部形成像海绵样的新骨替代原来的骨组织，临床上有明显的"威利斯误听"（或称"闹境反聪"），就是患者在嘈杂的环境中听力反而比安静的环境中好。

（6）其他常见的影响听骨链传导功能的疾病还有外耳道异物、耵聍栓塞、外耳道炎、耳外伤、耳先天畸形、肿瘤等，导致患者听力下降。

（邱海鸥）

—— 专家简介 ——

邱海鸥

邱海鸥，副主任医师，同济大学附属同济医院耳鼻咽喉头颈外科副主任。

上海市医学会耳鼻咽喉头颈外科专科分会委员，上海市医师协会耳鼻咽喉科医师分会首届委员，上海中西医结合学会耳鼻喉专科委员会委员。

擅长治疗以慢性中耳炎为主的中耳显微手术。

6. 为什么耳朵奇痒

耳朵奇痒的常见原因可能有两种，霉菌性外耳道炎和外耳道湿疹。两种疾病虽然均是以"奇痒"表现出现，但病因和治疗方式却截然相反。

　　霉菌性外耳道炎是由于外耳道局部环境改变，引起真菌在外耳道滋生引发的炎症反应。常见致病菌有酵母菌、曲霉菌、念珠菌等。外耳道潮湿、长期使用抗生素、糖尿病是该病的诱发因素。由于霉菌团块堆积，患者有时可伴有外耳道阻塞感及听力下降。

　　外耳道湿疹是一种变态反应性皮炎，可以发生在外耳道和耳廓。引起变态反应的因素可以是食物（如牛奶、鱼虾、海鲜等）、吸入物（花粉、皮毛、化学气体等）、接触物（如药物、化妆品、肥皂等）及某些内在因素。湿疹除了奇痒的症状以外，有时有烧灼感、流水、结痂、脱屑等症状。

（胡凌翔）

7. 耳廓上长了疱疹为什么会面瘫

　　疱疹是一种病毒引起的疾病，可分为单纯疱疹和带状疱疹两种。前者由单纯疱疹病毒引起，主要侵犯皮肤黏膜交界处；而后者则由水痘-带状疱疹病毒引起，表现为沿神经纤维呈带状分布的水疱群，伴神经痛。上述病毒可长期潜居于人体正常黏膜、血液、唾液及相关神经节细胞内，当机体抵抗力下降，如受凉、劳累、感染时，可被激活而发病。

　　因此，当耳部感染带状疱疹时，除了耳廓等处长疱疹，面神经的膝状神经节也会受到侵犯，从而出现面瘫（眼睑闭合不全、口角歪斜、鼓腮漏气、额纹消失等）。这一系列症状还有个名称，叫拉姆齐-亨特综合征，又称膝状神经节炎。由于膝状神经节是管理泪腺分泌的，因此大多数患者会有患侧泪液减少甚至消失，其结膜炎、角膜溃疡变性的发生率较一般单纯面瘫者大很多。有时，疱疹病毒也会累及其他颅神经，如前庭耳蜗神经受累会出现眩晕、听力下降、耳鸣等，动眼神经受累可发生眼球固定，后组颅神经受累可导致声嘶、呛咳等。少数患者病毒感染的范围更大，可以波及脑干，产生脑干脑炎。

　　带状疱疹引起的面瘫难以自愈，且面瘫程度严重，常不可逆，其他颅神经症状也可为暂时性或永久性的。足剂量的激素治疗和抗病毒治疗是其早期的主要治疗方法。若面瘫经激素治疗后无好转，可早期行面神经减压术帮助面瘫恢复。

（贾　欢）

—— 专家简介 ——

贾　欢

　　贾欢，副主任医师，上海交通大学医学院附属第九人民医院耳鼻咽喉科副主任医师。

专业方向为小儿耳鼻喉科、耳-耳神经外科，在耳神经颅底外科疾病、面瘫康复、听力障碍治疗等方面有丰富的临床经验。

8. 耳廓假性囊肿是什么病，治疗方法有哪些

耳廓假性囊肿是发生于耳廓舟状窝、三角窝或耳甲腔的囊性无痛性包块。耳廓假性囊肿发病原因不明，目前倾向于是软骨膜下或者软骨间无菌性、浆液性的炎性渗出，可能与机械性刺激、挤压有关，造成局部微循环障碍，引起组织间的无菌性炎性渗出。研究发现囊肿的前壁由皮肤、皮下组织、软骨膜和新生软骨组成，底壁由耳廓软骨、软骨膜及其背后的皮肤组成，囊液在新生软骨与耳廓软骨之间，新生软骨的雏形即软骨膜是浆液渗出的源头。因此，耳廓假性囊肿反复穿刺抽液后并不能终止渗液，软骨膜能再次渗出浆液，囊肿容易复发，最后导致耳廓增厚畸形。

传统的冷冻、射频、微波等物理疗法均是通过破坏软骨膜的炎性细胞并造成皮肤缺血坏死，停止炎性渗出，造成粘连而达到消灭死腔的目的。反复发作可致囊肿进入机化增生期，而常留有耳廓增厚变形的后遗症。手术治疗耳廓假性囊肿是近年使用较多的方法。局麻下切除囊肿的前壁，保留囊肿的后壁软骨，并彻底刮除囊肿后壁软骨上的软组织，防止复发。手术虽然不是治疗耳廓假性囊肿的唯一方法，但是总体效果较好。

（周义德）

—— 专家简介 ——

周义德

周义德，副主任医师、副教授、硕士生导师，海军军医大学附属长海医院耳鼻喉科副主任医师。

中华医学会耳鼻咽喉-头颈外科学分会听力学组委员，国际耳内科学会中国区核心会员兼培训部长，中国医疗保健国际交流促进会耳内科分会常委，上海医师协会耳鼻咽喉科医师分会委员。

擅长耳显微外科、眩晕外科手术、人工听小骨及人工耳蜗等各类听觉植入，难治性耳聋、眩晕、耳鸣等耳内科疾病的诊治，耳鼻咽喉内窥镜微创外科手术。

9. 何时需要掏"耳屎"

耵聍或耳垢是外耳道软骨部皮肤耵聍腺所分泌的蜡状物质和外耳道皮肤混合后的产物,对外耳道具有保护、润滑和抗菌的特性。耵聍的缺失可能会导致外耳道干燥和发痒,耵聍分泌过多又可能造成耵聍栓塞而影响听力。耵聍具有自洁性,正常情况下耵聍可借咀嚼、张口等下颌运动以薄片形式自行排出,无需人为特殊处理。然而,有时由于外耳道炎症、经常挖耳等反复刺激,引起外耳道耵聍分泌过多,或外耳道存在狭窄、异物残留等阻塞耵聍排出的因素,从而造成耵聍的不断累积。

耵聍并不是形成于外耳道深部,而是形成于外耳道的外 1/3 处。因此,如果患者经常使用棉签、小发夹甚至捻成线绳状的餐巾纸进行外耳道清理时,一方面可能会把耵聍推入外耳道深部,最终造成耵聍栓塞,另一方面可能造成外耳道"过度清洁",从而引起外耳道干燥不适;或者由于清理操作粗暴不当,造成外耳道损伤或鼓膜损伤,甚至穿孔,以及外耳道真菌感染等并发症。

特别提醒

如出现外耳道不适,建议去医院就诊,寻求专业的耳科医生帮助您清理外耳道,必要时,医生可以帮助您去除引起耵聍分泌过多或栓塞的病理基础。如果反复发生耵聍栓塞,或需要佩戴助听器,可以考虑每 6～12 个月进行常规体检和预防性清洗。

(何景春)

10. 挖耳朵几天后剧痛是怎么回事

一般来说,正常外耳道有自洁功能,不需要频繁掏耵聍(耳屎),耵聍累积到一定程度,会随着咀嚼时下颌关节的运动,不断脱落排出耳道。挖耳几天后产生剧痛是典型的挖耳不慎导致外耳道感染症状。当细菌进入破口,继发感染后才会引起持续的剧痛(外耳道皮肤下仅有少量结缔组织,几乎与骨性耳道直接贴和,因此发炎肿胀后会引发剧痛)。如果细菌侵入耳道毛囊、皮脂腺管,则可以继发外耳道疖肿,甚至脓肿。

一些老年糖尿病患者由于免疫功能差,挖耳感染后甚至可以导致恶性外耳道炎，也就是常说的坏死性外耳道炎。它是外耳道坏死性、进行性炎症，主要的感染来自于外耳道皮肤，进而向邻近软组织、软骨及骨组织扩展，可引起颞骨及颅底骨髓炎，致广泛骨质坏死，并可引起面瘫等颅神经麻痹、颅内感染等严重并发症。致病菌几乎均为绿脓杆菌，除了多发生于老年人及糖尿病患者，也可发生于小儿及免疫缺陷患者。

外耳道急性炎症有效止痛的根本措施是控制感染，因此应使用足量、有效的抗生素，在形成脓肿或疖肿成熟后，需及时切开排脓，注意引流通畅。局部可以用碘伏涂擦，口服止痛片对症治疗。糖尿病患者注意及时监测、控制血糖。

（袁　波）

11.　耳朵也会长肿瘤吗

总体而言，耳朵肿瘤的发病率并不高，可分良性和恶性两种，其中良性较恶性多见。良性肿瘤原发于耳廓的有血管瘤、乳头状瘤等，原发于外耳道的以乳头状瘤、色素瘤、骨瘤及耵聍腺瘤最为多见。良性肿瘤起始时大多没有自觉症状，直到肿瘤较大时产生不适、瘙痒、耳闷及听力下降等症状，通常术后预后良好。

耳朵恶性肿瘤多起源于外、中耳。60％源起耳廓，28％首发于外耳道，发生于中耳的仅占12％。颞骨恶性肿瘤中以鳞形细胞癌居多，次之为基底细胞癌、腺癌、恶性黑素瘤和肉瘤。发病年龄多见于 50～70 岁。临床表现依部位而异。耳痛、慢性耳道流脓溢水和出血是较为常见的症状。值得注意的是，癌前常有慢性炎症史，有时耳道出现难治愈的溃疡和局部肉芽增殖。肿瘤组织可渐渐堵满耳道，表现为易出血肿块。活组织病理检验是明确诊断唯一方法。听力减退早期为传导性聋，后期内耳被侵时为感音神经性聋。

治疗上以手术切除为主，根据病变情况辅助放化疗。早期耳部恶性肿瘤预后尚可，晚期则普遍较差。

（陈正侬）

—— 专家简介 ——

陈正侬

陈正侬，副主任医师，上海交通大学附属第六人民医院耳鼻咽喉头颈外科副主任医师。致力于耳聋及侧颅底疾病的基础与临床研究。擅长侧颅底、耳科疾病的诊治，精于耳科、耳神经外科及颅底外科相关的各种手术。

12. 感冒期间能坐飞机吗

许多人在生活中会有这样的体会：如果感冒期间坐飞机，会出现耳朵发闷、疼痛的感觉，严重的话甚至会有耳朵进水的感觉。这是什么原因呢？

鼻腔是和鼻咽部相通的，而鼻咽部又有一条管子连接到中耳鼓室里，这条管子叫做咽鼓管。咽鼓管的作用就是保持中耳和外耳的压力平衡。只有当鼓室内气压与外界大气压保持平衡时，才利于鼓膜及听骨链的振动，维持正常听力。大气压力是随着海拔高度的增加而减低的。在坐飞机航行中，随着飞机上升或降落，座舱内的气压就发生变化，我们耳朵内外的气压也会发生相应的变化。在咽鼓管功能良好的情况下，飞机升降时，咽鼓管可保持鼓膜内外压力平衡，此时仅有轻微的耳胀感。但是在感冒期间，鼻咽部黏膜充血肿胀，致咽鼓管口闭塞，导致压力不平衡。这种不平衡在飞机起降时表现尤为突出，因此会出现耳朵闷塞、疼痛。时间长了还会出现耳朵进水的感觉(中耳积液)。

特别提醒

感冒期间尽量避免坐飞机。如果必须坐飞机，那一定要做好预防措施：在起飞时使用鼻用缩血管药物等，消除鼻腔堵塞，改善咽鼓管黏膜的充血肿胀；在飞机下降时，多作吞咽、咀嚼、打哈欠等动作，让气流能通过咽鼓管进入中耳从而消除耳闷、耳痛等症状。

（喻红之）

—— 专家简介 ——

喻红之

喻红之，副主任医师，复旦大学附属华东医院耳鼻咽喉科副主任，上海市中西医结合学会耳鼻咽喉科专业委员会委员。

在耳鼻咽喉及头颈部各种常见疾病及疑难杂症的诊治方面有丰富的临床经验，擅长鼻腔、鼻窦疾病、中耳炎及喉部肿瘤的诊断和治疗。

13. 为什么耳朵做的 CT 叫颞骨 CT

在耳科门诊，经常能够看到因为耳朵流水流脓和听力下降前来就诊的患者，医生经过耳镜检查后就能作出中耳炎的诊断。为进一步了解中耳病变的范围、程度和性质，就必须做颞骨 CT 检查，也就是俗称的"耳朵 CT"。

为什么我们要把"耳朵 CT"称为颞骨 CT 呢？其实这不仅是俗名和学名的区别，更是一种范围的界定。我们所说的耳朵，大部分情况下，只局限于肉眼所能看到的耳廓、外耳道，而颞骨则隐匿在耳的外部软组织下。它不仅内含听觉和平衡觉的终末器官、人体最小的独立骨骼(听骨)及关节，而且无法直接观察病变范围及其与周围结构的关系。更重要的是，人体很多的颅神经、入颅大血管或穿行或毗邻于颞骨，因此颞骨是人体复杂的骨骼之一，而颞骨 CT 可以把颞骨内部形态一览无余地呈现给医生，从而透彻地了解疾病的范围。随着 CT 技术的发展，现在的颞骨 CT 多采用高分辨率薄层 CT 技术，局部扫描的层数越来越精细，层厚越来越薄。能更好地显示颞骨的细微解剖结构，让隐匿的病变再也无处藏身。

（张治华）

── 专家简介 ──

张治华

张治华，副主任医师，上海交通大学医学院附属第九人民医院耳鼻咽喉科副主任医师。擅长中耳炎、小儿耳鼻咽喉疾病诊疗以及人工听觉植入。

14. 已经做了颞骨 CT，为什么还要做磁共振

在看耳朵疾病时经常需要做 CT 检查，但有时做完 CT 后，医生研究了片子后还要做个 MRI(磁共振)。其根本目的是为了能更好、更及时地发现疾病。人的耳朵是由骨性结构、膜性结构以及液体组成。对于不同的结构，CT 和 MRI 有各自不同的优势。CT 对骨骼、钙化显示良好，单一密度成像，图像解读较易，检查时间短、快速，但对软组织分辨率相对较差。而 MRI 多参数成像，对软组织分辨率高，可以任意方向成像，无辐射，但对骨骼骨皮质、钙化显示较差，检查时间较长，有时还受患者体内金属植入物的限制不能进行检查。

一般情况下，医生先选择方便、快速的 CT 检查，对于 CT 能明确诊断的，则不必行 MRI 检查。但对那些疑为软组织结构引起的病变，或 CT 怀疑有软组织病变的，就需要进一步检查来明确。如一些微小的胆脂瘤，CT 往往不能明确，而 MRI 可以清晰地显示。少数疾病是可以直接行 MRI 检查，但绝大多数耳部

疾病需要了解耳部的骨性结构，CT 是不可缺少的检查，尤其是需要手术的患者。

（姜　辉）

—— 专家简介 ——

姜　辉

姜辉，副主任医师，复旦大学附属金山医院耳鼻咽喉科副主任。上海市医学会耳鼻咽喉头颈外科专科分会青年委员。

擅长中耳炎的耳显微外科手术，慢性鼻窦炎、鼻息肉等的功能性鼻内窥镜手术，声带息肉等的喉显微外科手术，喉癌的全喉、半喉切除及其他头颈部肿瘤手术及功能重建术。

15. 嘴巴突然歪了，是冷风吹的吗

贝尔面瘫是周围性面瘫中最常见的一种，多在凉风吹袭后突然发作，表现为一侧面部肌肉全瘫。贝尔面瘫的病因不是十分明确，但比较公认的学说有两种。一是神经缺血学说，部分贝尔面瘫是在受寒冷和凉风刺激后发病，因此推测由于寒冷的骤然刺激或其他原因刺激引起血管的运动神经反射，导致神经营养血管痉挛收缩，致使神经缺血、水肿、受压。面神经进入内听道后便一直在弯曲狭窄的骨管内走行，是人体内居于骨管中最长的神经，其穿行骨管约 3.1～3.3 厘米，血运局限，侧支代偿差，容易引起缺血性损害，而面神经迷路段的骨管尤为狭窄，毛细血管密度较小，更容易发生缺血损伤。面神经发生缺血、水肿后骨管内压力增加，影响了面神经的血供，这些病理因素相互联系，形成恶性循环，使神经功能发生障碍而出现面肌瘫痪。另外一种是病毒感染学说，由于一部分贝尔面瘫患者发病时伴有发热、鼻塞、咽痛、口唇疱疹等类似上呼吸道病毒感染的症状，因此学者们怀疑贝尔面瘫的发生可能与病毒感染有关。

贝尔面瘫的临床表现是突然发作单侧面部偏瘫，面部两侧不对称，患侧表情动作丧失，不能蹙额、皱眉、闭眼，久之下睑外翻流泪，结膜角膜因长期外露而干燥发炎；患侧鼻唇沟变浅，口角下垂并偏斜向健侧，以说话、发笑与做露齿动作时明显；鼓腮时漏气，进食时液体易从口角外流。

贝尔面瘫的治疗原则是改善局部微循环，消除充血和水肿，促进神经功能的恢复。急性期应注意保暖，可用热敷或红外线照射。常用的药物为类固醇激素、

血管扩张剂、B 族维生素、神经营养因子等。严重者可以考虑面神经减压术。

（周义德）

16. 头部外伤后，为什么会耳聋、嘴歪

对于头部外伤的患者，耳聋、口歪最主要的原因是颞骨骨折引起的听力下降和面神经损伤。

颞骨位于头颅两侧，是颅骨底部及侧壁的一部分，与顶骨、蝶骨、颧骨及枕骨相接，参与组成颅中窝与颅后窝。外耳道骨部、中耳、内耳和内耳道均包含在颞骨内；面神经出颅后也走行于颞骨中，是人体中穿过骨管最长的脑神经，从中枢到末梢之间的任何部位受损，皆可导致面神经麻痹。除了口角歪斜之外，患者往往连抬眉、闭眼、鼓腮等动作都无法完成。因此，颞骨骨折时可波及中耳、内耳及面神经，造成耳聋及嘴歪等症状。

如果头部外伤后，仅有耳聋症状，也可能是由于损伤鼓膜和听骨链中断造成的。如果仅仅出现"嘴歪"等面瘫症状，不伴有听力障碍，也应考虑面神经的颞骨外段受损伤的可能。对于这种患者，需要进行听力检查，了解是神经性耳聋还是传导性耳聋，面神经功能检查了解面瘫的程度和受伤部位，同时需要颞骨 CT 检查，观察听骨损伤情况和面神经损伤部位。一般需要尽早手术治疗，去除骨折片，给面神经减压，同时做听骨链重建手术，术后有望获得良好效果。

（汪照炎）

—— 专家简介 ——

汪照炎

汪照炎，主任医师、教授、博士生导师，上海交通大学医学院附属第九人民医院耳鼻咽喉科主任医师。

中华医学会耳鼻咽喉-头颈外科学分会青年委员，上海市医学会耳鼻咽喉头颈外科专科分会青年委员、耳科组副组长。

17. 常见面瘫的种类有哪些

面瘫分为中枢性面瘫和周围性面瘫。

中枢性面瘫主要表现为双侧上部面肌运动存在,即抬眉功能良好,病变对侧下部面肌运动消失,口角歪斜。中枢性面瘫往往就诊神经科,多为神经内科,需要确诊有无脑梗、脑出血等原因。

周围性面瘫患者病变患侧面部上下的表情肌均瘫痪。与中枢性面瘫的最明显的区别是不能抬眉、不能闭眼。常见的周围性面瘫种类有:贝尔氏面瘫、拉姆齐-亨特综合征、外伤性面瘫、医源性面瘫、中耳炎所致面瘫等。由于面神经周围段主要走行于耳部颞骨及腮腺。周围性面瘫应该首诊的是耳鼻咽喉头颈外科。

特别提醒

根据面瘫的种类和原因,就诊科室及治疗完全不同。面神经支配面部表情肌,当面神经肿胀时,由于面神经骨管管腔容积局限,肿胀后管内压增大压迫面神经导致神经缺血、变性甚至坏死。因此,及时诊断和有效治疗对于面瘫患者尤为重要。周围性面瘫应该首诊的是耳鼻咽喉头颈外科。

(倪玉苏)

—— 专家简介 ——

倪玉苏

倪玉苏,副主任医师、硕士生导师,就职于复旦大学附属眼耳鼻喉科医院。

擅长耳显微外科及侧颅底手术,尤其是中耳炎、中耳胆脂瘤、面瘫、外耳道狭窄、耳肿瘤等疾病的手术治疗,耳聋、耳鸣、面神经麻痹的药物治疗。

18. 面瘫如何治疗,仅靠针灸理疗吗

针对不同原因导致的面瘫,以及周围性或中枢性面瘫的不同种类,治疗各不相同,千万不要以为面瘫只能靠针灸和理疗! 早期面瘫或者需要手术或者需要使用大剂量激素消除面神经水肿以减少继发损伤。

(1)急性外伤性面瘫,如果 CT 显示骨折线横跨面神经管,有明显的骨折片压迫面神经,则立即行面神经探查、减压或神经移植术。

(2)贝尔氏面瘫的发生与单纯疱疹病毒感染有关,尽早应用糖皮质激素,可加用抗病毒药物。部分严重保守治疗无效的患者可考虑手术。

(3)拉姆齐-亨特综合征是由带状疱疹病毒感染,感染部位主要在膝状神经

节,导致面神经水肿、变性、脱髓鞘病变,如果面神经变性坏死则导致永久性面瘫。治疗主要使用抗病毒药物及同时使用甾类激素。

(4)医源性面瘫根据是否为迟发型面瘫治疗选择不同,急性全瘫有可能需要手术减压或探查,迟发型面瘫加强抗炎及使用激素或脱水药为主。

(5)中耳炎所致面瘫,特别是胆脂瘤导致的面瘫,建议尽早手术。

对于中枢性面瘫或者早期使用激素等治疗后仍恢复欠佳的面瘫患者,可以进行针灸理疗,促进面神经功能恢复。也可以作为早期其他药物保守治疗的辅助治疗手段。

(倪玉苏)

19. 面瘫的手术治疗方法有哪些

手术治疗面瘫,通常在药物治疗无效,或者预期疗效不佳的情况下进行。常用的手术治疗包括面神经减压术、面神经缝合术、面神经移植术,以及面神经与其他运动神经的吻合术(舌下神经等)。采用手术方式取决于原发病因、面瘫严重程度、进展程度的不同,以及术中探查的结果。对于外伤引起的面神经受压水肿,可以选择面神经减压术,解除骨质压迫,减轻水肿,预防变性。面瘫 2~3 周后不见恢复,前后对比的电生理检查提示神经变性加剧时,也可以进行面神经减压术。如果发现面神经已经断裂,则可以施行面神经改道吻合或直接吻合,神经缺损多者行神经移植术。面神经移植术失败,或者是长期面瘫引起神经完全变性、面肌萎缩者,可行筋膜悬吊术、肌肉瓣移植术,以获得部分肌肉活动,改善颜面畸形。

(李华伟)

20. 胆脂瘤是肿瘤吗

中耳胆脂瘤是由鼓室或乳突腔内角化扁平上皮或皮下结缔组织产生的角化物碎屑逐渐积聚形成的团状物质,周围常常伴随炎症反应,因此其并非真正意义上的肿瘤。胆脂瘤好发于耳部和脑部。

从病因学上讲,胆脂瘤可分为先天性和后天性两种。根据发病部位不同,胆脂瘤又可分为外耳道、中耳和颞骨胆脂瘤。外耳道胆脂瘤多为后天性,一般系外耳道皮肤受各种病变的长期刺激(如耵聍栓塞、炎症等)致使局部皮肤生发层中的基底细胞生长活跃,角化上皮细胞脱落异常增多堆积于外耳道形成团块。中耳胆脂瘤是慢性中耳炎常见类型之一，多由中耳气压调节功能失常导致中耳内负压，并进一步造成鼓膜松弛部或紧张部形成内陷囊袋，脱落的角化物堆积在内陷袋内形成胆脂瘤。此外，鼓膜穿孔长期不愈，外耳道或穿孔边缘皮肤经穿孔移行至鼓室内也是常见的原因之一。先天性中耳胆脂瘤多起病隐匿，无中耳炎病史，往往是出现明显症状后才被发现。颞骨胆脂瘤多为先天性，出生时即存在，多发生于颞骨岩部。由于其封闭生长，故可在颞骨内长期生长而不被察觉，随着"瘤"体变大，可侵入中耳、迷路或颅内产生并发症。

（亓卫东）

—— 专家简介 ——

亓卫东

亓卫东，副主任医师，复旦大学附属华山医院耳鼻咽喉头颈外科副主任医师。

擅长慢性中耳炎、眩晕、面瘫的显微外科治疗，侧颅底外科，内镜下鼻咽喉疾病的微创外科手术。

21. 胆脂瘤为什么必须手术切除

胆脂瘤是一囊状结构，囊的内壁为角化扁平上皮，我们称之为"母质"，周围是一层厚薄不一的结缔组织与邻近组织相连，囊内除了充满脱落上皮及角化物外还有胆固醇结晶，上皮朝向囊内不断脱落细胞及角化物，使得囊内容物逐渐增多，"瘤体""生长"，逐渐变大。随着胆脂瘤的增大，压力加大，对周围骨质形成压迫，侵入中耳可导致听力下降，压迫面神经可形成面瘫或侵入迷路造成眩晕，若突破骨质到达脑膜，可发生严重的颅脑并发症，如硬脑膜脓肿、乙状窦血栓性静脉炎、化脓性脑膜炎及脑脓肿等。

胆脂瘤虽非真性肿瘤，但其实性"瘤体"难以通过保守治疗彻底清除，并且"瘤体"对周围骨质或结构会形成压迫和破坏，因此，胆脂瘤一经确诊，原则上应及时手术治疗。胆脂瘤的"母质"是"瘤体"的生发组织，也就是病变的"根"。手术的目的是在可能的情况下彻底清除胆脂瘤及其"母质"，重建中耳功能。

（亓卫东）

22. 慢性化脓性中耳炎的手术风险有哪些

慢性化脓性中耳炎是一种常见病,多数需要手术才能有效治疗。中耳手术开展距今已经有 100 多年的历史,内容大致包括清除病灶、修补鼓膜、重建听骨链,目的是达到干耳和提高听力。现今,该手术技术和器械已经很成熟,手术的安全性很高,但还存在部分难以回避的风险。

常见的有:①耳鸣,耳聋(感音性),因术中扰动、刺激内耳引起。还有少数人内耳特别敏感、脆弱,即使手术操作非常轻柔,术后也会出现不同程度耳鸣、耳聋,这情况目前还无法预测和避免。②听力不提高、甚至下降(传导性耳聋),可因为鼓膜再穿孔或外侧愈合,各种原因导致(原有或重建的)听骨链传导障碍等。③味觉减退,部分味觉的鼓索神经较细,悬跨过中耳腔,手术时较易受损。④周围性面瘫,面神经在中耳腔和乳突的骨管中通过,手术暴露和清除病灶时的刺激或损伤,造成面瘫。⑤眩晕,由术中迷路受刺激、损伤造成。⑥大出血,损伤静脉窦可引起大出血,损伤颈动脉和颈静脉球可引起致死性出血。⑦术中损伤颅底可以引起脑脊液漏,甚至颅内感染。

另外,中耳手术存在其他手术都共有的风险,如麻醉意外、创口感染、术后复发等。同时,手术对机体是一个刺激,会加重心脑等重要脏器病变的风险。

当然,随着手术技术的发展,面神经监护仪、手术导航仪等新设备的应用,慢性化脓性中耳炎手术安全性还在不断提高。

(童　军)

—— 专家简介 ——

童　军

童军,上海市第一人民医院分院耳鼻咽喉科主任医师。

上海市虹口区重点医学专科学科带头人,上海市医学会耳鼻咽喉头颈外科专科分会委员。

擅长难治性中耳炎手术治疗,鼻炎、鼻窦炎微创治疗等。

23. 中耳炎手术后,为什么听力反而更差了

中耳炎选择手术治疗,一般有两个目的:清除病灶(干耳)和提高听力。通常

人们对提高听力的期望值更高，因为听觉是人体仅次于视觉的重要感知功能。部分中耳炎患者术后听力没有提高，甚至更差，主要由两种类型原因造成：个体的疾病特性和手术操作、创面愈合能力差别。

与个体疾病特性有关的原因有：①术前听力轻微下降(10分贝以内)。②术前听力损失是以感音神经性耳聋为主。③中耳炎病灶广泛，手术以干耳为目的，无法同期作听骨链重建的，术后听力不提高。其中术前听骨连接尚可者，术中为清除病灶必须去除部分听骨时，听力会更差。④个别深部的病灶(如岩尖部胆脂瘤)，会导致严重的颅内外并发症，必须清除，但有时不得不牺牲迷路，造成感音性耳聋。

与手术操作、创面愈合能力、疾病预后有关的原因有：①术后近期听力不佳主要因为手术未能恢复中耳传导功能，如鼓膜再穿孔或外侧愈合、(原有或重建)听骨链移位传音等。个别情况中，手术扰动和刺激造成内耳损伤，引起耳鸣、感音性耳聋。②术后远期听力再下降主要因为中耳炎复发，咽鼓管功能障碍无法形成有效含气中耳腔，鼓室粘连和硬化影响听骨链活动等。

（童　军）

24.　人工耳蜗是什么

顾名思义，人工耳蜗可以被看做具有耳蜗功能的耳蜗"替代品"，实质是利用生物医学工程技术而制造的电子装置，因此也被称为"电子耳蜗"。人体的耳蜗具有"声-电转换"功能，能把感受到的声音信号(机械能)转换为神经信号(电能)，亦即感受声音和转化换能这两大本领。

人工耳蜗通过两个特定的部件，可实现上述功能。部件之一是体外语言处理器，需要佩戴在耳朵边上，将感受到的声音转换为特定编码形式的电信号。当然，电信号停留在体外并不能解决问题，还需要将其传递给颅骨深部的听神经，这个任务将由另外一个部件，也就是电极系统来实现，此部分需要手术植入。电极系统又可细分为两部分，一个是植入体，通过手术埋在头皮下的颅骨骨槽中，与体外言语处理器进行无线的电场耦合，跨头皮获得电信号；另一个是从植入体发出的电极丝，将通过手术插入耳蜗的隧道中，传导电信号给听神经。

（时海波）

25.　人工耳蜗和助听器的区别在哪里

人工耳蜗与助听器都是耳聋患者的好帮手，但两者存在显著不同。首先，人工耳蜗的工作原理是"声-电转换",进入机器的是声波而出来的是电波。助听器是声音放大器,最终从机器里出来的还是声音。使用人工耳蜗者,早期都需要一个半年至两年的"语训"过程,学会对电信号的认知;而佩戴助听器则不需要额外的学习。

其次,助听器只有体外部分,而人工耳蜗还具有体内部分,需要手术植入。从效果而言,助听器佩戴无效者,人工耳蜗植入可能有效;而人工耳蜗植入无效者佩戴助听器也无效。

(时海波)

26. 人工耳蜗的最佳植入年龄是多少

对于重度感音神经性耳聋患儿来说,理论上是越早植入越好。目前认为最佳年龄为 1～2 岁,这是因为该时期是大脑听觉及语言中枢发育的窗口期。此时建立声音刺激,有望彻底避免患儿的听觉及言语发育滞后。如果患儿因为各种原因错过了该窗口期,术后进行更为严格的语训,也有望建立良好的听觉及言语功能。

对于本来能够听与说,却因各种原因致聋的成人患者,也就是所谓的"语后聋"患者而言,在能够耐受手术的前提下,一旦佩戴助听器无效,则宜尽早进行人工耳蜗植入。这样将有助于避免听神经的"废退",也有助于避免大脑认知功能的闭塞与退化。

老年性聋是个特殊群体,既往认为,最好等到极重度聋时才建议人工耳蜗植入。但这也往往意味着植入时间的延后。在更为年迈的情况下,一是围手术期风险增加,二是适应与学习耳蜗使用的能力下降。美国的一项研究表明,较为年轻的患者及残余听力较好的老人,其人工耳蜗植入的效果相对更好,提示对于老年性聋而言,人工耳蜗植入较早更有利于身心健康的维护。

(时海波)

27. 人工耳蜗植入术的适用人群有哪些

人工耳蜗被称为 20 世纪人类最伟大的医学发明,至 2015 年为止全世界已经有超过 40 万的耳聋患者接受了人工耳蜗植入,从寂静的无声世界重回缤纷的社会,人生从此更加"有声有色"。

　　人工耳蜗植入主要适用于双侧重度或极重度感音神经性耳聋患者，因此，耳聋患者首先要做听力学检查，明确耳聋性质和程度。

　　明确诊断为重度或极重度感音神经性耳聋后，就要知道是语前聋还是语后聋，也就是耳聋发生在会说话之前还是之后。一般说来，对于语前聋患者，建议在 1～6 岁植入人工耳蜗。目前世界上最小植入年龄是 4 月龄。对于小于 6 月龄的婴儿，需要有更为严格的指征才能植入，比如罹患脑膜炎后导致的耳聋，有耳蜗骨化的危险，需要尽早植入人工耳蜗。而对于语后聋患者，一般来说，任何年龄都适合植入。

　　同时还须排除一些植入手术的绝对禁忌证，比如 Michel 型内耳畸形、听神经未发育或者中断、中耳乳突急性化脓性炎症等，需要通过颞骨 CT 和磁共振（MRI）检查排除。

　　人工耳蜗不仅是儿童听觉康复的钥匙，更是广大老年人的福音。对于老龄化社会来说，无疑为患者建立起了一座沟通的桥梁。目前在发达国家，老年聋人工耳蜗植入已占 60％以上。

（张治华）

28. 人工耳蜗植入的手术风险有哪些

　　人工耳蜗植入手术是一项极其精密的耳显微外科技术，通过有创操作，将 2 枚 1 元硬币大小的植入体安放在耳后的头皮下，将细长的刺激电极插入接近颅底中部的耳蜗隧道中。经过数十年的发展，该手术在手术设备、微创操作理念以及植入体的生物兼容性等方面均获得了显著进步，耳蜗植入技术目前已经相当成熟。然而，由于患者均为听力有残疾的人士，围手术期难以进行有效沟通，尤其对于幼童，更易出现诊疗配合、自我管理等方面的欠缺，耳蜗植入手术依然存在一定的风险。

　　住院手术期间的风险包括麻醉意外、手术创面愈合不良、重要解剖结构损伤、耳蜗畸形导致植入困难或失败、伤口感染等。在植入手术之后，潜在的风险还包括开机不耐受，不能建立良好的听觉刺激，言语发育不良等。在植入者的日常生活中，由于植入体周围组织异化、磕碰、元器件故障等原因，也可能出现植入设备的不工作；由于外伤、个体兼容性不佳等原因，还可能导致植入体周围的感染，甚至不得不取出植入体。

　　为了减少手术风险，在住院手术时，需要良好的医患配合，帮助听障者平稳度过围手术期。在居家生活中，先天性聋的幼儿佩戴者，尤其需要监护人的周密看护，避免磕碰对人体的伤害及对机器的损害。

（李华伟）

29. 侧颅底是指哪里，会得哪些病

侧颅底是指以鼻咽顶壁中心向前外经翼腭窝达眶下裂前端，向后外经颈静脉窝到乳突后缘两条假想线之间的三角区。侧颅底区域里有颈静脉孔、内耳道、颞下窝、翼腭窝等重要结构，面神经、听神经、前庭神经及 4 对后组颅神经都通过此区域。

侧颅底的疾病可分颅内和颅外两种，颅内病变主要有听神经瘤、脑膜瘤、胶质瘤、胆脂瘤等，颅外病变主要有颈静脉球瘤、神经鞘膜瘤，以及颞下窝、咽旁间隙、鼻咽部、颞骨等处的肿瘤生长到侧颅底区域等。

侧颅底肿瘤大多是良性的，早期可以没有明显症状，肿瘤增大后压迫到附近器官，就会出现相应部位器官或颅神经受累的症状。比如累及鼻咽区就会鼻塞和鼻涕带血；累及咽鼓管区有耳闭塞感及听力下降；累及下颌关节可出现张口困难；累及耳部和脑桥小脑三角时会有耳部流血流脓、听力下降、耳鸣、眩晕及面瘫等症状；累及小脑还可出现走路不稳等。

由于过去极高的手术死亡率和各种严重的手术并发症，侧颅底曾被视为"手术禁区"。但随着手术技术不断改进，其并发症不断减少，手术成功率和患者术后成活率均显著提高。近年来，应用手术显微镜、内镜技术和三维重建影像导航技术能更为精准地切除病变，并最大限度减少对结构和功能的破坏，侧颅底肿瘤的治愈率及患者生存质量进一步提高。

（汪照炎）

30. 听神经瘤是怎么回事

听神经瘤又名前庭神经鞘膜瘤，起源于前庭神经鞘膜，是由施万细胞增生引起的、具有包膜的良性肿瘤。该肿瘤位于脑桥小脑三角内，占脑桥小脑三角肿瘤的 80%～90%。1777 年首次记录听神经瘤，至今已有 300 多年历史。1838 年人们确定了该肿瘤来源于前庭神经鞘膜。1895 年第一例听神经瘤切除术得以成功实施。

听力下降、耳鸣是听神经瘤的主要临床表现,患者多首诊于耳鼻咽喉科。常因无特殊表现,易于被忽视而延误诊断。肿瘤晚期时,直径常超过 3 厘米,通常累及后组颅神经而出现声音嘶哑、呛水、吞咽困难、同侧肢体活动不便和步态不稳等症状。

随着科技的进步,听神经瘤的治疗效果明显提高。然而,人们对于治疗效果的要求也越来越高。从单纯的切除肿瘤、挽救生命发展到肿瘤切除同时面神经功能甚至听神经功能的保留。目前主要有三种治疗方法:手术切除、随访观察及放射治疗。其中,手术切除仍是首选治疗方法。

听神经瘤属于良性肿瘤,如果能早期诊断,容易手术切除且手术并发症少。对于早期听神经瘤,面神经功能保留概率可以达到 90％,而听功能的保留率也可达到 50％;而晚期巨大听神经瘤,由于与周围脑组织粘连严重而不易完整切除,面神经功能保留概率仅有 50％左右,听功能几乎不可能得以保留。

（陈正侬）

31.　耳朵出了问题为什么会导致眩晕

人是一个复杂的整体,人体平衡的维持需要多个系统的协同作用才能完成。整个平衡系统包括前庭系统、本体感觉系统和视觉系统,以及位于脑干前庭神经核等核团、小脑和大脑皮质等中枢神经系统。这些系统的疾病都可以导致头晕、眩晕的发生。平衡的维持中前庭系统起约 70％的作用,而本体感觉系统和视觉系统起约 30％的作用。

位于内耳的前庭系统,包括每侧两个囊斑和三个半规管。囊斑感受直线加速度和重力,半规管感受角加速度。静止情况下,双侧前庭器官的电活动是对称的;活动情况下,双侧前庭器官的电活动保持一种动态的平衡。当耳朵出现问题时,双侧前庭器官的电活动的平衡被打破,如跷跷板一样一侧高一侧低,患者就会出现异常的感觉如天旋地转、朝一边倒等,同时多伴有恶心呕吐。常见的引起眩晕的内耳疾病包括良性阵发性位置性眩晕、梅尼埃病、前庭神经炎等。因此,眩晕疾病是原因不同、表现有差异的一大类疾病的总和,而不同疾病的治疗手段也有所不同。

（于栋祯）

—— 专家简介 ——

于栋祯

于栋祯，副主任医师、硕士生导师，上海交通大学附属第六人民医院耳鼻咽喉头颈外科副主任医师。

上海市医学会耳鼻咽喉头颈外科专科分会耳科学组委员，中国医药教育协会眩晕专业委员会常委，中国医疗保健国际交流促进会耳内科分会委员。

擅长眩晕疾病包括良性阵发性位置性眩晕、梅尼埃病、前庭神经炎等眩晕疾病的诊治。

32. 梅尼埃病是怎么回事

梅尼埃病是由于内淋巴液分泌与吸收平衡被打破，内耳产生过多内淋巴液导致内淋巴积水，听觉和平衡功能发生障碍。表现为发作性眩晕、波动性听力减退、耳鸣及耳闷，也会出现步态问题、姿势不稳定及突然跌倒或者 Tumarkin 耳石危象的平衡突然丧失，甚至晕厥。眩晕，即看周围物体有旋转感或感觉自己身体在旋转，可能伴心慌、出冷汗，甚至恶心、呕吐。耳鸣音调及音量在眩晕前后可能发生改变。Tumarkin 耳石危象为一种突然被推的感觉，可能摔倒。

梅尼埃病的治疗包括饮食习惯调整：CATS (Caffeine、Alcohol、Theophylline、Salt)限制，即减少咖啡因、酒精、茶碱和盐摄取，药物治疗，手术治疗以及其他非药物、非手术治疗。药物治疗主要包括作用于组胺受体的药物——倍他司汀(敏使朗)和钙离子阻断剂——氟桂利嗪(西比灵)，也可用糖皮质激素、改善微循环及抗病毒药物(怀疑病毒感染者)等。药物治疗效果不明显者，可用鼓室注射庆大霉素行化学前庭切除、外科手术及前庭代偿训练。内淋巴囊减压或分流术也有一定临床疗效，临床已试用内淋巴管阻断术和半规管填塞术，严重者可采用前庭神经切断术。新方法还有经鼓膜通风管向圆窗膜脉冲加压治疗和经乳突低频振动的无创治疗等手段。对于耳聋者视情况可佩戴助听器，晚期重度聋者可以行人工耳蜗植入术。

（邹　　静）

—— 专家简介 ——

邹　静

邹静，主任医师、教授、博士生导师，海军军医大学附属长海医院耳鼻喉科主任医师。中华医学会耳鼻咽喉-头颈外科学分会听力学组、耳科学组委员。

33. 前庭功能检查包括哪些项目，有什么意义

当眩晕患者到医院就诊，医生会给患者开出前庭功能的检查，主要目的是检查患者维持平衡的能力，了解平衡器官哪里出了问题，并且对维持平衡的前庭器官的功能进行量化。

前庭系统、视觉系统、触觉和关节肌肉感觉系统都参与了平衡的感觉和维持，其中前庭系统是最重要的。前庭功能的感受器位于双侧内耳，包括三个半规管、椭圆囊和球囊。前庭功能受损将出现眩晕、眼球震颤、姿态异常和平衡障碍。

前庭功能检查的主要内容是通过检查眼球运动、姿态和平衡能力，量化评估外周前庭的感受功能和前庭中枢的调节能力，协助诊断疾病和指导前庭功能康复。前庭功能检查方法包括记录视觉刺激、体位改变、冷热刺激、声音刺激或者躯体旋转后眼球的活动，动静态平衡台上维持平衡的能力。

前庭功能检查将记录患者跟踪视靶的能力，眼球运动的轨迹，这部分检查无特殊不适，可以分析前庭受损在中枢还是外周，在哪一侧。

前庭功能正常的人，可以良好地跟踪运动的目标，精确地捕捉目标。前庭功能障碍的患者，当追踪运动的目标时，就会失去精确性。

记录声音刺激、甩动头部、体位改变、冷热刺激后的眼球运动，检查过程中可能会有眩晕和恶心，但停止刺激后眩晕恶心会消失。耳石脱落的患者，在头部位置变换后会出现眩晕和眼球震颤。冷热试验是最经典的前庭功能检查项目，在外耳道灌冷热空气或者水，观察眼震的对称性和强弱，可以判定前庭外周器官的低频刺激感受能力。不同速度的旋转刺激或头部甩动试验，往往无特殊不适，可以判定不同频率旋转刺激后的前庭反应能力。

动静态平衡台检查是患者站立于静止或者活动的平板上，检查者观察其睁眼和闭眼时最大的身体倾斜能力和活动平板上的维持平衡能力，用来评估视觉、关节肌肉和前庭系统在维持平衡中的比例，可以指导前庭康复训练。

（王武庆）

34. 前庭康复的常见居家训练方法有哪些

当前庭功能受损后，会出现平衡障碍，患者走路偏斜，不能维持正常的姿态，

不能完成精细的动作，有些患者因此不敢外出，而且服用药物效果不好。其实大部分患者可以不服用药物，通过康复训练的方式，促进中枢系统的整合调整，重新获得平衡能力。

如果是单侧前庭功能受损，可以通过循序渐进的运动，逐渐加大训练难度、速度和时间，协调双侧的前庭系统兴奋程度，获得双侧前庭的功能对称。在功能受损早期，在床上或椅子上，保持头部静止，注视前方晃动的目标，无不适后，盯住前方的固定物体，转动头部，速度从慢到快，也可在床上做翻身动作和仰卧起坐，如果能够完成上述动作不眩晕，可以下地扶墙走路，走路的过程中，晃动头部，并注视前方物体。可以做弯腰捡物品然后把物品挂在高处的动作。当走路不晕时，可原地转圈和跑步。逐渐加大速度和持续时间，当感觉恶心时，停止训练。后期可以借助打乒乓球、羽毛球等运动完成更精细的训练。

如果是双侧前庭功能受损，患者往往有严重的平衡障碍，尤其是夜晚没有视觉帮助的时候。训练的原则是通过视觉和本体觉的功能替代。康复训练需要更长的时间，训练动作需要依赖视觉、肢体触觉和关节本体感受的功能提升。早期可保持头部不动，注视和扫视前方运动的物品，通过预测训练，完成对运动物体的注视；中期，可在转头时注视运动的物体，进行防跌倒训练，如双臂抱胸，从座位站起；后期可通过打太极增强平衡能力。

特别提醒

康复训练要注意防止跌倒，注意训练安全。训练区域需照明明亮，地面防滑，减少障碍物。运动前做好准备，避免快速运动，训练起始阶段使用行走辅助设施，安排专业康复人员陪同。

（王武庆）

听|力|

35. 声音是如何被听到并且被人理解的

声音是由物体振动产生，正在发声的物体叫声源。声音以波的形式传播，通过空气这种介质传入人耳，之后通过听觉通路逐步传入听觉中枢。

听觉通路主要包括：①外耳，由耳廓和外耳道组成，负责环境声音信号的采集和波谱修饰；②中耳，主要包括鼓膜和听小骨和鼓室其他结构，负责声压的放大和阻抗匹配，在一定程度上亦有在高声强下保护内耳的作用；③内耳，主要包括耳蜗和听神经，负责听觉信号转导，并将转导出来的神经信号送交听觉中枢处理。

听觉中枢主要负责进行对声音信息的分析、加工和整合。中枢对听觉信号的分析和处理是通过不同形式的编码实现的。双耳接收的声音信号包含频率、强度、频谱特征、声源位置信息和时程变化等信息，比如频率是由不同位置基底膜上毛细胞进行筛选、滤波，并进行编码；强度是通过同时活化放电神经纤维数量和放电频率、强度进行编码；频谱特征是通过同时活化放电的不同神经纤维的组合实现的；水平面的声源位置信息是通过双耳声音信号的区别比较来实现的，其中包括耳间时间差、耳间强度差、耳间相位差等。

我们就是通过这样一个由外周到中枢、由低级到高级的听觉通路完成了对声音的收集和分析。

（杨　军）

36. 耳聋患者为什么"十聋九哑"

听觉有着接受声音刺激、监测校正自身发声的双重作用。如果"聋"，则不能接收言语信号，更没有自身言语反馈。因此，在言语形成过程中，听力是必要条件。

耳聋患者之所以会出现"十聋九哑"现象，是因为听力的消失使他们缺乏对语言的听觉反馈能力，历经一段时间后，也就影响到他们的语言发声能力，无法学习说话。除听觉系统必须正常外，中枢神经系统、发音器官的完整性与智力、情感因素都将对言语能力的形成有影响。

"哑"是指不会说话，其中很少一部分人是由发音器官有问题导致，绝大部分人是由耳聋所致，通常我们学习语言首先要能够听到声音，声音信号传入听觉中枢神经系统，并与语言中枢发生联系，然后启动语言通路，而耳聋患者没有声音信息的传入，语言学习的环路中断了，从而变成聋哑患者。因此，尽管大部分耳聋患者的发音器官是正常的，但没有这种反馈机制，对自己的发音没有矫正，就会出现"哑"，成为"聋哑"。

儿童听觉发育及言语发育均存在敏感期，0～3 岁是儿童言语发育的敏感期。因此，无论从听觉发育还是语言学习来讲，均应该尽早恢复耳聋患者听觉功能并尽早进行言语康复训练。

（杨　军）

37. 日常生活中为什么会出现"只闻其声，不解其意"现象

正常的听觉应该包含两个方面的能力：听得到，听得清。也就是说，不仅要有正常的听敏度（对声音大小的感知能力），还要有完好的听觉言语识别和分辨能力，才能进行良好的沟通。听觉系统包括外耳、中耳、内耳、听神经、听觉脑干及听皮质等结构，其中听觉脑干及听皮质构成了听觉中枢。只要听觉传导通路完整，信号能够传递到听觉中枢，我们就能听到声音。而听清则是更高一级的功能。

哪些因素会影响我们"听清"呢？

在嘈杂的环境中，由于目的声信号受到了周围背景噪声的干扰，正常听力者也可能出现听不清的情况。在日常生活中也会遇到一些老年人和感音神经性听力下降的患者抱怨"听不清""听不懂"，或者在交谈时出现"打岔"的现象。究其原因，有可能是内耳受到损伤，但更为重要的是听觉中枢的损伤，导致了听觉分辨能力的下降。

还有一种近年逐渐认识到的疾病：听神经病。目前病因不明，确切病变部位不清，推测可能位于内耳、听神经、听觉脑干，直至大脑听觉皮质在内的听觉系统。患者出现听力下降，特别是听觉言语分辨能力差，听不清对方言语的内容，从而出现"只闻其声，不解其意"的现象。

（杨　军）

38. 耳聋会遗传吗

耳聋，老百姓俗称"耳背"，在听觉障碍明显时才称作"耳聋"。实际上，听觉系统中声音传导、声音感知及其听觉传导通路中的听神经和各级中枢发生病变，均可引起不同程度的听力减退，统称为耳聋。根据听力减退的程度不同，又称之为重听、听力障碍、听力减退、听力下降等。

耳聋分为先天性耳聋和后天性耳聋。在先天性耳聋中，约有一半为遗传性聋，是由父亲或母亲的基因或染色体异常所致，包括常染色体显性遗传性聋、常染色体隐性遗传性聋和伴性遗传性聋。在遗传性聋中，约 70% 的患者只有耳聋，不合并其他畸形和发育异常，称为非综合征性耳聋；另有约 30% 的患者同时合并有全身其他器官或系统的发育异常，如皮肤、骨骼、心脏、神经系统的发育畸形，这一部分患者的耳聋属于综合征的一个表现，称为综合征性耳聋。先天性耳聋中还有一部分不是由遗传因素引起的，属于非遗传性聋。非遗传性聋常常是由母亲妊娠期或生产时疾病所致。另有一部分耳聋患者出生时听力正常，但出生后听力逐渐下降或突然下降，其病因也可能与遗传有关（如大前庭导水管综合征、线粒体基因突变、使用氨基糖苷类抗生素等）。因此，很多先天性耳聋会遗传，但也有一部分先天性耳聋和遗传无关，而出生时"听力正常者"也可能携带耳聋致病基因。由此可见，聋病基因检测具有重要意义。

（杨　军）

39. 耳聋如何分类

耳聋按病变部位及性质可分为三类：传导性耳聋、感音神经性耳聋和混合性耳聋。

声音由外耳进入内耳需要经过外耳和中耳传音系统，因传音系统病变导致的听觉障碍称为传导性耳聋，又称传音性耳聋。耳部传音系统包括外耳道、鼓膜、听骨以及两窗（圆窗、前庭窗）等。因此，无论何种原因引起上述部位的损害，均可导致耳聋。如先天性耳道闭锁、耵聍栓塞、外耳道异物、外耳和中耳炎症、肿瘤、鼓膜穿孔、中耳畸形、听骨链畸形、鼓室硬化、耳硬化症以及外伤等。

感音神经性耳聋其实包括感音性耳聋和神经性耳聋两部分。感音性耳聋是由于耳蜗中将声音由声波转换为电信号的部分出现病变引起的，犹如电话的话简部分发生故障;神经性耳聋是由听神经以及其后的神经传导通路发生病变所导致的,犹如电话的电线发生故障。病变发生于大脑皮质听中枢者称中枢性耳聋,常伴有其他神经系统症状。

混合性耳聋是指同时具有传导性耳聋与感音神经性耳聋两种性质的耳聋,是由耳的传音结构(外耳和中耳)及感音或神经传导系统(内耳及听神经)都受到损害引起的。混合性耳聋可能由同一疾病引起,也可为两种不同的疾病所致,如化脓性中耳炎、耳硬化症等。

(杨　军)

40. 父母听力正常，为什么孩子会耳聋

这是大部分先天性耳聋患儿家长的疑问,也是遗传性耳聋最常见的情况。这个问题的答案是:孩子的遗传性耳聋是隐性遗传。人群中80%的非综合征性耳聋属于常染色体隐性遗传方式。简单地讲,就是父母双方都只从他们各自父母的一方携带同一致病突变基因(由于是隐性遗传方式,携带一个致病突变基因的父亲和母亲都不会发病,故听力正常),如果小孩从父亲和母亲那里同时得到他们携带的同一个致病突变基因,形成致病突变基因的纯合子或者复合杂合子,那就会导致耳聋的发生。因此,携带同个致病突变基因的父亲和母亲,其子女有25%的概率同时获得父母双方的致病突变,成为遗传性耳聋患儿。

那么,如何预防先天性耳聋呢? 首先,应杜绝近亲结婚生育。据报道,三代之内的堂(表)兄妹结婚所生后代的遗传病发病率比随机婚配者的后代高150倍。其次,提倡适龄生育,开展遗传咨询,在完善基因诊断的基础上,开展遗传性耳聋的产前诊断,如果胎儿异常应及时中止妊娠,用科学知识指导生育。再次,加强孕期和围产期保健,避免病毒感染,防止各种有毒物质的侵害,注意营养物质的摄入,积极防治妊娠期疾病,减少产伤,可有效避免小孩出现先天性耳聋。

(杨　军)

41. 常见的听力测试有哪些

听力测试包括主观测听和客观测听两大类。利用声刺激后的各种行为反应检测听力的方法称为主观测听法,利用声刺激后的各种客观反应检测听力的方法称为客观测听法。

目前临床常用的主观测听法包括：纯音测听、声场测听、筛选仪测听与玩具测听、言语测听、婴幼儿的行为测听等。其中纯音测听可以分别测试骨导听力和气导听力，进而了解听力是否正常，以及听力损失的程度和类型等基本情况，并作为对听力损失诊断和处理的依据。

小儿行为测听需要孩子对声音产生反应并通过某种行为表现出来，如将头转向声源或做出某种动作，检查者通过这些反应判断小儿的听阈，评估听力损失的程度、性质和听力损失对孩子交流能力的影响。言语测听是一种用言语信号作为声音刺激来检查受试者的言语听阈和言语识别能力的听力学测试方法，与纯音测听相比，除了可以知道能否听到，还可以知道是否能听得清楚，对老年性耳聋检测很有意义。

客观测试主要包括听性脑干反应、多频稳态诱发电位测试、耳声发射和声导抗测试等。其中声导抗测试是临床上最常用的客观听力测试方法之一，反映中耳传音系统和脑干听觉通路功能，对耳聋性质的诊断价值极大。耳声发射可以反映听觉传导系统的活动情况。听觉脑干诱发电位可反应中高频的听力状况，在诊断蜗后病变中具有重要意义。

（杨　军）

42. 新生儿听力筛查有必要吗，筛查对象和主要内容有哪些

新生儿听力损失如不能被及时发现，不但影响儿童的言语和认知发育，而且还会成为社会的沉重负担。但如能对明确诊断为永久性听力损失的婴幼儿在出生 6 个月内进行科学干预和康复训练，大部分听力障碍儿童能做到"能听能说"，回归主流社会，从根本上改变其一生。

新生儿听力筛查对象主要有 2 种：一是所有出生的正常新生儿，二是具有听力障碍高危因素的新生儿。正常新生儿和高危因素新生儿听力损失发病率的差异较大，正常新生儿为 0.1%～0.3%，高危因素新生儿为 2%～4%。

高危因素主要有：在新生儿重症监护室 48 小时及以上；早产（小于 26 周）或出生体重低于 1 500 克；高胆红素血症；有感音神经性和/或传导性听力损失相关综合征的症状或体征；有儿童期永久性感音神经性听力损失的家族史；颅面部畸形，包括小耳症、外耳道畸形、腭裂等；孕母宫内感染，如巨细胞病毒、疱疹、毒浆体原虫病等；母亲孕期曾使用过耳毒性药物；出生时有缺氧窒息史等。

　　新生儿听力筛查主要通过耳声发射、听性脑干反应和声阻抗等电生理学检测，在新生儿出生后自然睡眠或安静的状态下进行客观、快速和无创的检查。

（杨　军）

43. 耳聋都需要进行手术治疗吗

　　耳聋患者不一定都需要进行手术治疗，对于部分患者，药物治疗即可发挥良好的疗效。如外耳道发炎导致的外耳道阻塞，通过抗感染药物治疗可以减轻外耳道肿胀，从而恢复听力；急性中耳炎、分泌性中耳炎可使用鼻腔减充血剂、抗感染药及黏膜促排剂治疗；早期感音神经性耳聋如突发性耳聋、药物性耳聋、噪声性耳聋等，可使用激素血管，高压氧等非手术治疗。

　　耳聋的手术治疗主要应用于：①外耳道疾病，如先天性外耳道狭窄、外耳道闭锁、外耳道良性占位性疾病；②中耳疾病，如慢性中耳炎、中耳胆脂瘤、耳硬化症等导致听骨链中断或固定；③内耳疾病，如先天性极重度感音神经性耳聋（可行人工耳蜗植入）、双耳极重度感音神经性耳聋（如药物性耳聋、噪声性耳聋、突发性耳聋、老年性耳聋等）、大前庭导水管综合征患者；④蜗后病变，如听神经病导致蜗后听觉通路的传导障碍，但此类病变最初被列入人工耳蜗植入术的禁忌证，近年来有少数报道提示术后能够获得听力，因而此类患者是否可行人工耳蜗植入术还需要谨慎讨论及充分告知。

　　因此，排查造成耳聋的病因对于耳聋治疗有重要意义。

（杨　军）

44. 耳科手术有风险吗

　　任何手术都存在风险，尤其在当今优质医疗资源不足、风险补偿机制不完善的情况下，对手术可能发生的风险应该有充分认识。以下仅举 3 个可能出现的手术并发症供参考：①面神经损伤。面神经行走于中耳，直接或间接损伤会导致面瘫，绝大多数患者能在治疗后恢复，极个别患者面瘫不能恢复，导致永久性面瘫。②感音神经性耳聋。出现此类情况多与内耳受到电钻噪声、热传导刺激等有关，一旦出现则提示预后不良，应积极治疗。③耳鸣。有些情况会出现术后耳鸣增大，原因不能明确。

（杨　军）

45. 为什么老年人会低声听不见，大声抱怨吵

老年人出现低声听不见主要是由于听觉器官受到损害，导致听力损失，这很容易理解。可是，为什么听大声又受不了呢？这主要是由于听觉器官受到损害后，出现了响度重振，即听觉动态范围缩小。听觉动态范围就是能听到的最小声音与能忍受的最大的声音之间的范围。听力正常人能听到的最小声音是 10～20 分贝；到约 80 分贝时，听着比较吵，但还能忍受；超过 80 分贝时，听力正常人就会觉得很吵，难以忍受。那么 10～80 分贝的范围就是听力正常人的听觉动态范围，即 70 分贝。

老年人由于有听力损失，能听到的最小声音就会提高，不再是 10～20 分贝，可能是 40 分贝，也可能是 60 分贝或 70 分贝；而声音超过 80 分贝，老年人也会像听力正常人一样，觉得很吵，难以忍受，这个极限是由人类听觉系统本身的生理特性决定的。因此，这个 40～80 分贝的范围是老年人听觉动态范围，即 40 分贝。也就是说，只有在听觉动态范围内的声音，患者才能够听到，并且听着不难受。小于听觉动态范围最低值的声音，患者听不到；超过听觉动态范围最高值的声音，患者听起来难受。因此，老年人由于听觉动态范围缩小，就会出现"低声听不见，高声受不了"的现象。

（杨　军）

46. 如何及时发现老人的耳聋问题，老人耳聋可以康复吗

老年性耳聋主要表现为与人交流时经常需要对方重复或大声说话才能听清，有交流障碍。早期与自己熟悉的人交谈还可以，跟不熟悉的人交谈时感到困难，后期跟所有的人交谈均有障碍；在安静环境中，尚能交谈，但在嘈杂的环境中感到吃力。

老年性耳聋还表现为距离远时反应越来越差，开始时别人在远处喊他名字时还有反应，慢慢地出现偶尔无反应，并最终演变为大部分时间都无反应；接听电话时感到困难，看电视听广播时，声音小了听不见，声音大了又嫌吵；大部分人同时伴有耳鸣或颅鸣。由于与人交流存在障碍，老人常主动避免与人交流，不愿参加社交活动。

因此老年性耳聋对生活质量、认知功能、情绪、行为以及社交活动都有不利影响，长此以往，甚至造成老年人的心理障碍。

使用听力康复设备，如助听器和人工耳蜗是对抗老年性耳聋康复的主要办法。对于轻中度老年性耳聋患者，助听器可以将声音放大到患者所需的程度，康复效果很好；人工耳蜗是目前治疗重度极重度、感音神经性耳聋唯一有效的康复设备，但需要手术治疗且费用较高。

特别提醒

无论是配戴助听器还是植入人工耳蜗，在安静环境下患者的言语交流能力改善都比较明显，但在噪声环境下的言语识别仍不尽人意。因此，老年性耳聋患者在配戴这些助听设备前应对其有所了解，切不能期望太高，认为只要配戴了助听设备，听力及言语功能就能恢复如初。

（杨　军）

47. 什么是突发性耳聋，如何治疗

突发性耳聋或称"特发性突发性聋"，简称"突发性聋"或"突聋"，是指突然发生的、原因不明的感音神经性听力损失。患者一般能够说出发病的确切时间，大约30％的患者在清晨起床后发病，并且多数患者有过度劳累、精神抑郁、焦虑、情绪激动或感冒病史。主要症状有：①听力下降，一般在数分钟或数小时内下降到最低点，也有些患者在3天内听力下降到最低，多数为重度或中度感音神经性耳聋。如果患者首发症状是眩晕，那么通常在眩晕减轻后开始觉察到耳聋。②耳鸣，患者突然发生一侧耳鸣，同时或随后出现听力迅速下降，也有部分轻度耳聋患者仅自觉耳鸣。③眩晕，多数为旋转性眩晕，少数为头昏不适，伴有恶心呕吐、出冷汗。以眩晕为首发症状的患者，常在夜间睡眠中突然发生。

患者应及时就医，尽可能早期治疗，在听力检查初步确诊后立即开始，治疗过程中再进行其他检查。一般在一周内开始治疗效果较好，这是由于人类的内耳毛细胞是非常脆弱的，一旦出现损伤，一般在数小时内就会造成毛细胞死亡，而且人类的毛细胞是无法再生的，听觉自然无法恢复。治疗中可使用10％左旋糖苷扩容，应用血管扩张剂、糖皮质激素、溶栓抗凝药、维生素 B_1、维生素 B_{12} 等。

（杨　军）

48. 单侧耳配戴助听器，未助听耳听觉功能会受影响吗

　　单侧配戴助听器可能会影响未助听侧耳听觉功能。原因是当一侧耳配戴助听器后，不再需要增大环境的声音。未助听耳不能受到充分的声刺激，其耳蜗传至中枢听觉系统的信号较弱，受到助听耳传出信号的压制，久而久之大脑放弃了处理未助听耳传来的信息，以致产生听觉剥夺效应。未助听者在生活中通过提高环境声音的方式，如开大电视机或收音机的音量，使双耳都获得足够的声音刺激，避免了这种"听觉剥夺效应"。

　　听力损失的程度与未助听侧耳的听觉剥夺效应的发生存在联系：听力损失越大，越易发生听觉剥夺效应。但是，听觉剥夺效应发生的确切时间尚不清楚，有的在单耳助听后 2 年发生，有的甚至在 10 年后才发生。此外，部分听觉剥夺效应可以恢复，一些双侧对称性耳聋而只单耳配戴助听器的患者，在另一只耳也接受助听后，原来下降的语言分辨率逐渐上升，甚至可以恢复到最初的水平。但并不是所有听觉剥夺效应发生后都能恢复。因此，对于双侧耳聋者，如果没有其他因素影响，建议双耳配戴助听器。假如患者坚持只戴一只助听器，则应双耳隔日或隔周交替使用，并监测听力，一旦发现语言分辨率下降就应双耳配戴助听器。

（杨　军）

49. 耳聋患儿应该尽早配戴助听器吗

　　耳聋患儿听力康复应遵循早期干预的原则，包括早发现、早诊断、早配戴、早治疗、早训练。研究表明，婴幼儿言语发育的关键期主要有 3 个阶段：出生后的 8～10 个月，是理解同语意义的关键期；1 岁半左右，是口语发展的关键期；5 岁半左右，是理解抽象词汇以及综合语言能力开始形成的关键期，此期相应的语言能力最易得到发展或受到阻碍。因此，一旦诊断耳聋，应在 6 个月之内为耳聋患儿选配适合的助听器。

　　佩戴助听器需要一定的学习期。刚使用助听器时，听到的声音和原来听到的声音存在差异，一般需要 1～3 个月的适应期。此外助听器会放大所有声音，听障患者长期生活在"安静"中，一旦听到外界的各种声音，一时不能适应，觉得

厌烦。因此,配戴者必须学会排除背景声音,需要耐心及家人的配合。混合性耳聋、神经性耳聋的患者对声音的分辨能力较差,除需使用高清晰度及带特殊电路的助听器外,还需要一个训练过程,越早配戴助听器所需的适应期越短。

(杨 军)

50. 为什么推荐双耳配戴助听器

(1)声源定位:双耳使用助听器可以增加患者对声音的定位能力。

(2)改善噪声环境下的言语辨别力:无论患者的双耳听力损失是否对称,双耳配戴助听器在安静或噪声环境下,均比单耳配戴能明显提高语言分辨率。

(3)消除头影效应:声波中的高频成分波长较短,不易绕过头颅,到达另一侧耳时其强度比低频成分衰减得要多,因此两耳之间存在强度差。

(4)累加效应:对于重度听力损伤的儿童,双耳选配大增益的助听器可以利用阈上累加效应,达到有效的响度级。

(5)预防听觉剥夺、退化的作用:耳聋患儿应早期选配双耳助听器,以防听觉器官退化。成人双耳配戴对保持言语分辨率稳定具有一定的帮助作用。

(6)静噪作用:双耳配戴助听器,会使患者产生较好的音质感,有利于听觉静噪,抑制背景噪声的干扰。

(7)缩短适应期:初次配戴时,患者需要时间适应放大后的声音,双耳使用助听器可显著缩短适应期,让患者更容易接受。

(8)掩蔽耳鸣:多数学者认为助听器是最好的耳鸣掩蔽器,双耳使用效果更明显。

(9)减低回响效应:双耳对失真信号的融合作用远比单耳有效。

(杨 军)

51. 骨锚式助听器（BAHA）是什么，适应证有哪些

骨锚式助听器(BAHA)是一种听觉植入设备,包含三个部件:铁金属植入体、外部基座和声音处理器。铁金属植入体通过手术植入颅骨,连接外部基座和声音处理器,声音处理器通过拾音、编程并产生振动,经骨传导将声音传至患侧耳蜗。

在传导性耳聋分类中它主要适用于：①外耳道发育不全(伴有耳廓和中耳畸形)，部分合并内耳畸形而导致混合性耳聋的患者；②无法控制的慢性耳漏、慢性中耳炎乳突根治术后遗留的大术腔、无法配戴气导式助听器的中耳炎患者；③鼓室硬化症、无法手术治疗的耳硬化症、唯一听力耳为耳硬化症、乳突根治术后存在气骨导差、唯一听力耳为传导性耳聋的患者。

在混合性耳聋分类中它主要适用于听力学检查在 500 赫兹、1 000 赫兹、2 000 赫兹、4 000 赫兹，平均骨导听阈不超过 45 分贝，语言分辨率不小于 60％ 的患者。此外它还适用于各种原因导致的单侧感音神经性听力损失，以及听神经瘤切除术后致单侧耳聋的患者。

（杨　军）

52. 听神经损伤导致的耳聋如何治疗

听性脑干植入系统就是针对耳聋病变部位在听神经的患者的一种治疗方式。对于这类患者，人工耳蜗植入无法恢复其听力。听性脑干植入系统由体内和体外两部分组成。工作原理为：①麦克风收集声音；②言语处理器把声音分析编码为特殊形式的数字信息；③信息通过线圈并跨过皮肤传送到植入体；④植入体解码信息，并发放电脉冲至脑干表面的电极；⑤脑干接收电信号，并发放冲动至各级听觉中枢，产生听觉。听觉脑干植入手术需要开颅，手术技术要求较高，植入电极放在第四脑室的外侧隐窝，相当于耳蜗腹侧和背侧核的位置。

目前全球范围内用户数量仅数百人，据报道，听性脑干植入系统植入患者的言语感知能力差于人工耳蜗植入患者，且由于其不菲的价格及脑干手术难度大、电生理及脑干组织反应性知识匮乏等原因，尚未在国内开展。

（杨　军）

53. 打哈欠时为什么会耳鸣

打哈欠引起耳鸣，主要是因为中耳与鼻咽部之间有咽鼓管。这是一个沟通鼓室与鼻咽部的通道，成人咽鼓管平均长约 36 毫米，由后外侧 1/3 的骨部和前内侧 2/3 的软骨部构成。骨部管腔为开放性的，而软骨部的管腔平时处于闭合状态，只有在吞咽、打呵欠及用力擤鼻时才短暂开放。而咽鼓管的首要功能是保持中耳内外压力的平衡，为鼓膜及听小骨的灵活振动创造条件，从而维持正常听力。当鼓室内气压大于外界大气压时,咽鼓管易于开放,鼓室内气体排出;当外界大气压大于鼓室内气压时,外界气体进入则比较困难;其次,咽鼓管还具有引流中耳分泌物、防止逆行性感染的作用。中耳的分泌物可通过咽鼓管黏膜上皮纤毛的运动不断地向鼻咽部排出,加之咽鼓管平时处于闭合状态,可阻挡鼻咽部的细菌、污染物逆行进入鼓室,这对防止中耳炎的发生具有重要意义;另外,咽鼓管在闭合状态下可阻隔呼吸、嗓音等自体声响传入鼓室,避免生理性噪声对听力的干扰。如果咽鼓管发生开放闭合功能障碍,可造成中耳积液或感染,出现耳闷、耳鸣及听力下降,严重者可有中耳内正常结构的破坏。因此,打哈欠可以出现临时性耳鸣的现象,如果出现长时间耳鸣或者耳部有异常分泌物等应及时就诊。

(杨　军)

54. 有哪些耳部疾病时不宜乘坐飞机

急性鼻炎患者感冒时,鼻黏膜充血可能阻塞咽鼓管;急、慢性鼻窦炎患者由于大量脓性分泌物潴留鼻腔,可致咽鼓管口堵塞;急性中耳炎患者因中耳黏膜充血,分泌物可堵塞咽鼓管开口。因此,这些患者均不宜乘机,咽鼓管和鼻窦阻塞者如鼻腔、鼻窦及鼻咽部新生物及肿瘤患者也不宜乘机。中耳手术后或鼓膜修补术后的患者,宜在伤口愈合 1 个月后乘机。

(杨　军)

55. 耳鸣的常见病因有哪些，日常生活中如何预防

耳鸣按照是否有声源,可分为主观性耳鸣和客观性耳鸣。

主观性耳鸣的常见病因有:①外耳病变,常见于外耳道耵聍栓塞、异物、疖和肿瘤等;②中耳病变,咽鼓管病变、急慢性中耳炎、肿瘤等,也可见于鼓室硬化和鼓室内血管病变等;③内耳病变,梅尼埃病、突发性耳聋、耳硬化症、耳毒性药物、噪声、感染所致的内耳损伤等;④蜗后听觉中枢系统的病变,如听神经瘤、脑桥小脑三角病变等;⑤其他系统病变引起的耳鸣,如甲状腺功能减退、糖尿病以及头部外伤引起内耳震荡等;⑥与耳鸣有关的诱发因素,如精神紧张、不良生活和工作习惯、噪声及使用耳毒性药物等。

客观性耳鸣常见病因有：①血管源性耳鸣，见于高血压、贫血、颈动脉或椎动脉系统的血管病变等；②肌源性耳鸣，如腭肌痉挛；③咽鼓管病变（可使患者听到与呼吸节律同步的耳鸣声）；④颞下颌关节病。

耳鸣的病因较复杂，对于某些造成耳鸣的因素如噪声、药物中毒，是可以通过预防避免的。对于噪声性耳鸣可以通过减低或控制噪声源、阻隔噪声传播、加强个人防护加以预防；对于药物中毒性耳鸣，需严格掌握用药适应证，杜绝滥用，避免联合应用两种以上耳毒性药物，用药期间加强耳鸣监控，如有耳鸣、听力下降迹象，立即停药。

（杨　军）

56. 耳鸣的治疗原则和注意事项有哪些

耳鸣的治疗分病因治疗、对症治疗。病因治疗是指对引起耳鸣的原发疾病（如梅尼埃病、听神经瘤、颈椎病等）进行治疗。如治疗原发病后仍有耳鸣或者无法找到原发病，则需要对症治疗。对症治疗的目的是减轻耳鸣对机体的影响，而不是消除耳鸣声音。

治疗方案采用个体化原则，根据患者耳鸣轻重等具体情况来选择相应的首选方案。耳鸣受许多因素的影响。为了使耳鸣取得良好的治疗效果，患者在治疗过程中应注意以下事项：①要有乐观豁达的生活态度。一旦患有耳鸣，先要引起重视，到医院去接受医生的诊治。要积极配合治疗，并做好耳鸣有可能长期存在的思想准备。此外，耳鸣患者要减轻自己对耳鸣的关注。调整自己的生活节奏，多培养点兴趣。②避免与过多的噪声接触；慎用耳毒性药物；戒烟、少饮酒。这是因为耳鸣患者听觉系统变得比正常人脆弱、敏感及耐受性差而易受到破坏。③对耳鸣要有和平共处的态度。除了少数有明确病因的耳鸣可以完全消除耳鸣，多数耳鸣治疗是无法消除耳鸣声音的，患者要有与耳鸣和平共处的态度，将耳鸣当成一种自然声音，与其长期共存。

（杨　军）

57. 中耳炎的临床症状是什么，如何治疗

中耳炎好发于儿童，一般症状表现为耳内闷胀感或堵塞感、听力减退及耳鸣等。化脓性中耳炎可有流脓症状或伴有发热、呕吐等全身症状，部分患者有轻度

耳痛。分泌性中耳炎大多发生于感冒后，"上火"也会引发中耳炎。儿童常表现为听话迟钝或注意力不集中。分泌性中耳炎的常见症状为：听力减退、听力下降、自听增强。表现为转动头部可时而改善，时而堵塞，如只有一只耳患病，可能长期不被察觉；耳痛，急性中耳炎患者会有持续性隐隐耳痛或抽痛，慢性中耳炎患者耳痛则不明显；耳鸣，多为低调间歇性，如"噼啪"声、嗡嗡声及流水声等，当头部运动或打哈欠、擤鼻时，耳内可出现气过水声。本病或伴有耳内闭塞或闷胀感，按压耳屏可暂时减轻。

中耳炎的治疗原则为消除病因、控制感染、清除病灶、通畅引流，以期恢复听力功能。积极治疗上呼吸道病灶性疾病。对于单纯型中耳炎的治疗，以局部用药为主，抗生素水溶液或抗生素与糖皮质激素混合液，用于鼓室黏膜充血水肿、有脓或黏脓分泌物时；对鼓膜大穿孔影响听力者，可行鼓膜修补术或鼓室成形术。

（杨　军）

58. 听觉康复是什么，应该在什么阶段进行

听觉康复是综合运用医学、听力学、言语-语言病理学等手段，明确听力诊断，为听障患者提供各种治疗、听力重建或补偿等服务，针对听障者的听说功能，通过有效、科学的评估训练，帮助听障患者重返主流社会。听觉康复主要包括：听力障碍的早期发现；听觉功能评估；听觉干预，包括对有残余听力的患儿进行助听器验配、调试，进行有效听力补偿，对重度、极重度或完全丧失残余听力的患儿进行人工耳蜗植入，重建听力；听觉言语训练；家长指导，指导家长选择合适的听觉训练方法，坚持家庭康复。

无论是临床或基础研究，还是长期的康复实践普遍证明"早发现、早诊断、早干预"对确保听障儿童康复效果至关重要。及早进行听觉康复能够帮助听障儿童按照正常发育模式学习言语，同时也可以为听障儿童的情感、认知等健康发育打下良好基础。健听儿童在出生前就已具备听觉能力和听觉经验。因此，听障儿童只有在出生后尽早接受听觉康复，才能避免语言能力发育滞后。根据关键期理论，儿童在早期发育过程中存在着听觉、语言能力发育的关键期。关键期内给予适当的听觉刺激，儿童的听觉、语言能力就会按照正常模式顺利发育。错过关键期，即使给予再多刺激，儿童的听觉、语言能力也难以发育到理想水平。大量临床研究也进一步证实早期听觉康复对儿童语言发育的重要意义。对于成人

语后聋患者，也应尽可能地缩短失聪时间，及时进行听觉康复。

（杨　军）

59. 听障儿童进行听觉康复后能够融入正常的社会生活吗

　　听觉康复是听障儿童听觉、语言发育的基础，但听障儿童能否像正常孩子一样说话还受到很多因素的影响，如听损程度和听力补偿效果、听力干预和听觉康复开始的时间、听觉康复的质量（虽然在配戴助听设备后听障儿童可以听到声音，但距离听懂、会说还有很长的阶段）等。在听力干预后首先要尽快开始听觉康复，建立良好的聆听习惯；其次，听觉康复应建立在科学评估的基础上，根据其听觉语言水平、年龄特点等制定合理的康复计划，在自然的语言情景中采用孩子感兴趣的方式鼓励其主动学习、运用语言，避免无意义地仿说；最后，听觉康复应在教师、听力师、家长等相关人员的通力合作下才能起到最好的效果，尤其是家长应积极配合、将康复内容延伸至家庭中。此外，听障儿童的健康状况、学习能力和精神心理发育情况都会影响其康复效果。孩子的身体疾病、耳蜗畸形、听神经细、发育迟缓、脑白质发育不良、多动倾向、自闭倾向等相关问题都会影响其语言能力的发育。在进行听觉康复的同时，要根据孩子的具体情况建立适当的期望值。

　　听觉康复的最终目的是听障儿童能够融入正常的社会生活。以往"十聋九哑"的说法反映了听力障碍对儿童听觉、语言能力的影响，同时这些也影响着听障儿童认知、交流、社会性、情绪等各方面的发展，进而影响了他们的教育、就业和社会适应问题。如今随着康复技术和康复理念的不断进步，这种状况已得到很大改善。助听技术的提高使听障儿童的听力补偿效果越来越好，听力师、教师、家长对听能管理的重视，使越来越多的听障儿童具备了"听清楚、说明白"的基础；康复理念的进步也为听障儿童融入正常社会生活打下了良好的基础，除了关注听障儿童的听、说能力外，也重视关注其全面发展，为听障儿童提供与健听儿童一样的学前教育，关注听障儿童的身心发展。这样既重视弥补生理上的不足，又注重孩子的全面和谐发展，听障儿童融入正常的社会生活是完全可能的。

（杨　军）

鼻｜科｜

60. 为什么身边患过敏性鼻炎的朋友越来越多

说到过敏性鼻炎发病率上升的问题，原因多种多样，目前比较公认的原因有如下几种。

首先是环境污染。目前大气污染已越来越影响我们的生活，而鼻炎的发生也与大气环境的恶化密切相关。工业污染、燃煤产生的颗粒、雾霾、汽车发动机排放都成为污染源，这些空气中的细微颗粒可以诱发或加重鼻部过敏性炎症。另外，各种室内空气的污染如装饰材料、黏合剂等也是相关因素。

其次是感染控制。感染性疾病的控制与减少也被认为与近年来过敏性疾病流行增加有关。英国流行病学家 Strachan 在 1989 年发现幼年时的反复感染降低了日后发生枯草热的概率，之后又在 1995 年提出家庭卫生条件进步减少了儿童交叉感染的概率，可能与过敏性疾病的增加有关的假说，即"卫生假说"，在当时引起了激烈的争论，但随着对辅助 T 淋巴细胞的两个亚群（Th1 和 Th2）和抗感染免疫的进一步认识，这一假说逐渐被学术界所接受。

还有饲养宠物。现代社会家庭饲养宠物成为一种习惯，但是许多动物如狗、猫的分泌物中存在着具有强致敏性的物质，从而导致严重的过敏反应。

（龚静蓉）

61. 儿童也会发生过敏性鼻炎吗

儿童也会发生过敏性鼻炎。过敏性鼻炎是常见的呼吸道慢性疾病之一，其在婴幼儿时期即可出现症状，70%～80%的患者症状于 20 岁前出现。儿童是过敏性鼻炎的高发群体，并且还有多种伴发疾病或合并症。随着年龄增长，其症状以及变应原均可发生变化。

瑞士一项对 2 024 名儿童的调查研究表明：有效的预防和治疗可能阻止过敏性疾病的进一步发展。过敏性鼻炎及其对哮喘的影响（ARIA）指南2 010 版共提出 10 项有关变态反应、过敏性鼻炎和哮喘一、二、三级预防的建议，包括食物预防、环境控制、药物治疗。而针对儿童及青少年过敏性鼻炎的正规有效治疗，有助于过敏性鼻炎在早期就得到有效控制。

近来一些药物制剂，包括抗组胺药、糖皮质激素等也被用于阻断过敏性疾病的自然进程，目前得到普遍认同的、唯一有可能改变过敏性疾病自然进程的"对因疗法"，是变应原特异性免疫治疗，又称脱敏治疗。其通过应用逐渐增加剂量的特异性变应原疫苗，减轻由于变应原暴露引发的症状，使患儿实现临床和免疫耐受，早期对低龄轻症过敏性鼻炎患儿采用皮下变应原特异性免疫治疗，可阻断过敏性鼻炎向哮喘进展，减少新变应原的出现，因而具有重要的临床意义。

（龚静蓉）

62. 为什么过敏性鼻炎发作的时候伴有眼睛痒呢

造成眼睛痒的原因主要有以下两方面：①过敏性鼻炎发作同时伴发过敏性结膜炎。过敏性结膜炎急性发作时，表现为眼睛痒、结膜充血或有灼热感、流眼泪等。过敏性结膜炎与其他感染性结膜炎相比，主要区别是眼睛痒及流水样的分泌物。②眼睛与鼻腔是相通的，鼻炎发作时因鼻塞、鼻涕多、鼻痒，患者经常揉鼻、捏鼻、擦鼻或擤鼻涕，这样就会使少量的鼻涕通过鼻泪管进入眼睛内而出现眼睛痒。

发生这种情况时应首先根据病因使用药物治疗鼻炎。对于眼睛痒，抗生素眼药水起不到什么作用，应配合使用抗过敏药物如抗过敏滴眼液或口服抗过敏药物。另外，需控制鼻炎症状，减少擤涕揉鼻，在一定程度上可缓解症状。牢记千万不要揉搓眼睛，防止结膜水肿和感染性炎症发生。生活中要尽量避免接触过敏原和各种刺激物，病情严重时要及时到医院就诊。

（熊洪斌）

── 专家简介 ──

熊洪斌

熊洪斌，副主任医师，上海交通大学医学院附属第九人民医院奉城分院耳鼻咽喉科主任。

上海市医学会耳鼻咽喉头颈外科专科分会鼻科学组副组长，上海市中西医结合学会耳鼻咽喉科专业委员会委员，中国医药教育协会呼吸康复专业委员会首届委员。

63. 鼻炎和打鼾有什么关系

打鼾不是广大老百姓认为"睡得香"的表现,其学名是阻塞性睡眠呼吸暂停综合征,是耳鼻咽喉科和睡眠呼吸科常见疾病之一,通常由睡眠时上呼吸道塌陷阻塞引起的。鼻炎若引起鼻塞可能导致或加重打鼾;可导致鼻塞的鼻炎、鼻中隔偏曲、鼻息肉、慢性鼻-鼻窦炎、腺样体肥大等均可引起打鼾;其他如肥胖、扁桃体肥大、舌根肥大后坠、咽腔狭小、小颌畸形等也容易引起打鼾。打鼾容易并发心脑血管疾病,造成猝死。小儿严重者可影响生长发育导致颌面部发育畸形等。

建议患有鼻炎和睡觉会出现打鼾症状的患者尽早到医院耳鼻咽喉科或睡眠呼吸科进行检查,查找打鼾的原因,调整睡眠状态,做到早诊断、早治疗,预防和减少并发症的发生。

(熊洪斌)

64. 中医针灸治疗过敏性鼻炎有用吗

祖国传统医学博大精深,中医针灸治疗也可防治过敏性鼻炎。鼻炎患者在选择治疗方法的时候一定要牢记,鼻炎的治疗是一个比较缓慢的过程。值得指出的是,针灸治疗不仅可预防其发作,而且其中部分病例还可治愈。

(1)虚证鼻炎:如肺脾气虚型,表现为鼻塞时轻时重、鼻涕清稀、遇寒加重、嗅觉减退、头痛、头晕。检查见鼻内肿胀色淡。肺气虚者兼见咳嗽痰稀,面色㿠白,舌淡苔白,脉缓或沉细。脾气虚者兼见食欲不佳,体倦乏力,舌质淡,苔白或厚,脉濡缓。取穴:合谷,迎香,印堂。头痛加风池、太阳;肺气虚加肺俞、太渊;脾气虚加脾俞、足三里。方法:用提插捻转平补平泻法,留针20分钟,每日1次,5次一疗程。

(2)实证鼻炎:如气滞血瘀型,表现为鼻塞时间长、鼻涕多粘黄或粘白、嗅觉迟钝。检查见鼻内肿胀,呈桑椹样。伴咳嗽痰多,声音重浊,舌质暗红有瘀斑,脉弦细或涩数。取穴:合谷,迎香,印堂,肺俞,脾俞,风池。方法:合谷、风池施捻转泻法,肺俞、脾俞施捻转补法,迎香、印堂施刺络放血法。隔日1次,10次一疗程。

(龚静蓉)

65. 推拿也可以治疗鼻炎吗

　　推拿也可以治疗鼻炎，而且由于方便易学，成为我们日常生活中治疗鼻炎的小妙招。

　　推拿治疗鼻炎先是揉捏鼻子部位，用手指放在鼻子的两边，然后从上往下揉捏鼻子，反复揉捏，大约揉捏 5 分钟，接着用手指在迎香穴、上迎香的位置上轻轻地点按，接着按揉印堂穴，也就是两眉毛中间的部位，接着用双手大鱼际部位分别推按两边的太阳穴。然后再按摩手太阴肺经的中府、尺泽、合谷。最后再点按风池穴。每穴大约操作 1 分钟就可以了。最后一步就是提捏颈肩部位：用手掌部位抓捏住颈部后面中间的督脉穴位，以及背部正中间两侧分布的经穴，从上往下，反复地提捏 4～6 次；再从颈部开始往肩膀两边拿捏按摩，重点要揉按一下肩井穴，按摩大约 3 分钟时间，最后再按摩肺俞穴 1 分钟即可。

（龚静蓉）

66. 过敏性鼻炎患者适合鼻腔冲洗吗

　　正常成年人鼻腔每天分泌约 1 000 毫升的黏液，借由这些黏液以及鼻腔黏膜的上皮细胞来维持鼻腔及鼻窦内部的湿度和吸附空气中的灰尘及刺激物，构成一整套"黏液-纤毛防卫系统"。鼻腔冲洗对于有过敏性鼻炎的患者来说，可以将吸附在鼻腔黏膜和黏液毯中的过敏原冲洗和稀释；也可以提高鼻黏液纤毛传输功能，使其纤毛系统功能得到明显改善；还可有效地减轻鼻黏膜水肿，减少炎性细胞浸润及组织间液的细胞因子浓度，从而减轻鼻黏膜炎症反应，对减轻过敏性鼻炎患者的症状是有帮助的，一些症状比较轻的患者或许通过冲洗即可缓解症状。

　　不同年龄的患者冲洗方法也略有不同，一般 6 岁以上的患者，可使用合适的鼻腔洗鼻器，使用温度为 35～38 ℃浓度为 0.9% 的生理盐水，冲洗时头前低略侧偏，将洗鼻器的橄榄头轻轻抵住一侧鼻腔，让水由口腔或另一侧鼻腔慢慢流出。冲洗时不要吞咽或说话，控制适宜的压力，以免引起耳部不适；学龄前儿童由于年龄太小配合欠佳，而且鼻窦耳部尚未发育完全，因此可以选择儿童型鼻喷生理海盐水代替。

（顾瑜蓉）

67. 市面上的鼻腔冲洗喷雾剂该如何选择

市面上有多种的鼻腔喷雾剂可供选择,比如有生理盐水、生理性海水、高渗海水、缓冲海水,甚至有些添加药物等,患者选择合适自己的鼻腔冲洗液首先要了解其间的差别。

相较于生理盐水,生理性海水中含有铜、锰、锌等多种有益的微量元素,而这些微量元素在改善症状的同时,有杀菌、消炎、抗过敏的功能。目前市场上出售的清洗液多为生理性海水,并采用雾化方式进行鼻腔冲洗。

生理性海水的浓度为 0.9%,市面上高渗海水的浓度一般为 2%～2.3%,相较于生理性海水,高渗海水能更快速缓解鼻部症状,更适合用于急性发作期,部分高渗海水采用缓冲溶液的配方,添加缓冲成分保持冲洗液 pH 长期稳定,帮助鼻部感染的清除,与感染更快说"拜拜"。但还是不建议高渗海水使用超过一个月,以免导致鼻腔出现烧灼样不适感。

建议当出现喷嚏、鼻塞、流涕(清水样或脓性)等鼻部症状时,可采用高渗海水进行鼻腔冲洗,待症状得到缓解的时候改用生理性海水进行日常护理,"先高渗后等渗"这一使用方法在有效缓解鼻部症状的同时,还可避免高渗海水使用时间过长所可能出现的不良反应。

(顾瑜蓉)

68. 如何正确使用鼻部药物

鼻腔疾病的局部用药大致可分为滴剂(麻黄碱类减充血剂,鼻黏膜润滑油剂)、喷雾剂和油膏类药物等。因鼻孔向下,如用法不当,药液从鼻孔流出或流入咽部,真正留在鼻腔发挥作用的药量比较少,或是喷雾剂没有以标准剂量到达鼻腔,从而影响疗效。而流入咽部药物的苦味会导致孩子拒绝用药。

那么,如何正确使用鼻部药物呢?

(1)喷鼻剂:将药瓶充分晃匀,保持自然头位(鼻孔向下),将喷头轻轻放进鼻孔,喷头方向朝向鼻腔外侧壁(同侧眼睛方向),保持瓶子基本竖直。避免喷头朝向鼻腔内侧,以免鼻中隔受到机械性和药物性双重刺激导致出血和穿孔。

(2)滴鼻剂:头后仰,尽量使鼻孔朝天。然后将药液滴入鼻腔外侧壁,每侧每次 1 滴,滴药后轻捏鼻翼数次,这样可使药液充分和鼻黏膜接触。若有鼻涕可在 15～20 分钟之后擤出。麻黄碱类药物只能短期(5～7 天)使用。

（3）油膏:油膏的使用一般为滋润鼻中隔黏膜,使用时可将油膏挤入鼻腔前部,然后轻捏鼻翼数次即可。避免使用棉签涂抹而加重出血。

在使用药物之前,应先把鼻涕擤干净(避免同时用力擤双侧鼻腔而导致中耳炎症;也可向后缩鼻涕自口腔吐出),也可使用生理盐水清洗鼻腔。若医生同时开出几种鼻腔用药(如:鼻腔清洗液、麻黄碱类滴剂、喷鼻药物、油剂或油膏),一般使用顺序为:先做鼻腔清洗,再使用麻黄碱类滴剂,然后喷入鼻腔药物,最后用油剂。具体应根据医嘱正确使用。

（顾瑜蓉　王晶晶）

69. 为什么医生不建议长期使用"网红"喷鼻药

近来,很多患者会拿着从日本带回或者网上代购的鼻用喷雾来咨询,其实这些喷雾中含有血管收缩剂,比如盐酸萘甲唑啉。

血管收缩剂类的鼻用药物,国内更常见的是呋麻滴鼻液、萘甲唑啉(滴鼻净)等,其主要成分是麻黄碱和盐酸萘甲唑啉,这些鼻炎药水效果立竿见影,一用鼻腔便通畅了,同时往往十分便宜,通常只要几块钱一支,可谓"价廉物美",受到很多鼻炎患者的欢迎,有些患者甚至随身携带,稍感鼻塞便滴上几滴。但患者渐渐地便会发现,药物的效果越来越差,药物用量也越来越大,但鼻塞却越来越严重,这个时候可能已经使用药物过量,导致了药物性鼻炎。

药物性鼻炎指的是长期使用鼻部缩血管剂,鼻腔的黏膜和血管发生损伤,鼻塞持续加重,药物不能有效缓解的情况。长期使用这类药物除了导致鼻炎加重以外,还有一些心血管和中枢神经系统的不良反应,建议尽量不要使用,或者间歇使用,连续使用时间不超过 1 周。

（顾瑜蓉　刘琢扶）

70. 鼻炎和鼻窦炎之间究竟是什么关系

鼻腔是前鼻孔与后鼻孔之间的一个通气腔,中间由鼻中隔分成左右鼻腔,鼻腔内表面覆盖黏膜,鼻腔黏膜的炎症即为鼻炎。

鼻窦是围绕鼻腔四周的空腔,窦腔内表面覆盖黏膜,左右对称,共有 4 对。每个鼻窦都有一个与鼻腔相通的窦口,通过这个窦口,鼻腔黏膜与鼻窦内的黏膜互相延续,鼻窦的炎症就属于鼻窦炎。

我们平时所说的"伤风感冒",即鼻塞、流涕、打喷嚏等,就是急性鼻炎的表现。如果治疗不当,鼻黏膜的炎症就会通过窦口蔓延至鼻窦内,使鼻窦内的黏膜产生急性炎症,就是急性鼻窦炎,主要症状是鼻塞、流脓涕和头痛。如果急性鼻炎和急性鼻窦炎反复发作,又可形成慢性鼻炎和慢性鼻窦炎。慢性鼻炎表现为交替性鼻塞,病情严重者可出现持续性鼻塞,并有黏液性鼻涕。而慢性鼻窦炎症状与急性鼻窦炎相似,但症状持续时间长,一般为 3 个月以上。

综上所述,由于鼻腔黏膜与鼻窦黏膜相互延续,因此鼻炎与鼻窦炎发病密切相关,但临床表现有所不同,治疗也有所区别。急性鼻炎和慢性鼻炎多采用缓解鼻塞等对症支持治疗。而急性鼻窦炎多合并细菌感染,有时需要加用抗生素治疗。慢性鼻窦炎经过正规药物治疗无效,还需要进行手术治疗,目前多采用鼻内镜下鼻窦开放术,配合术后药物治疗及定期随访,治疗效果满意。

(谢晓凤)

—— 专家简介 ——

谢晓凤

谢晓凤,副主任医师,复旦大学附属中山医院耳鼻喉科副主任,鼻病亚专科主任。

上海市医学会耳鼻咽喉头颈外科专科分会委员、鼻科学组委员。

擅长鼻内窥镜手术、喉显微手术、头颈部肿瘤手术治疗,尤其对鼻科疾病诊治拥有丰富的临床经验。

71. 慢性鼻窦炎能根治吗

常有患者询问:"医生,慢性鼻窦炎能根治吗?"回答这个问题首先要认识下慢性鼻窦炎。慢性鼻窦炎的主要症状是交替性或持续性鼻塞、流黏脓涕、头痛、嗅觉减退甚至丧失;病程超过 12 周,鼻甲黏膜充血肿胀,中鼻道或嗅沟积脓涕,CT 显示鼻窦黏膜增厚、窦腔积脓,可伴发中耳炎、咽炎、支气管炎等。症状常常持续 3 个月及以上,甚至迁延不愈,若不及时就医、正确用药,可导致疾病反复发作。因此,患者常感觉鼻窦炎不能根治。

慢性鼻窦炎常是患者急性期"拖"出来的,当出现鼻涕增多、鼻塞等症状时,应及时就诊,在医生的指导下正确用药与综合治疗。当药物治疗效果不明显时,有时需要辅助鼻内镜手术。术后尚需辅助药物治疗才能更好地缓解症状、预防复发，达到临床治愈的目的。此外，确有一部分鼻腔纤毛功能不良等患者，所谓难治性鼻窦炎，目前医学无法解决，只能通过综合治疗最大限度地减轻症状，无法做到根治。

因此，千万不要小瞧"伤风感冒"，往往这不起眼的小病反复发作、迁延不愈而演变成慢性鼻窦炎、支气管炎等疾病。增强体质，冷暖适宜，保护好"鼻"这一呼吸道门户，才能预防鼻炎、鼻窦炎，提高生活质量。

（张家雄）

—— 专家简介 ——

张家雄

张家雄，主任医师，同济大学附属第十人民医院耳鼻咽喉科。

上海市医学会耳鼻咽喉头颈外科专科分会委员，上海市医师协会耳鼻咽喉科医师分会委员，上海市中西结合学会耳鼻咽喉科分会委员、眩晕分会常委。

擅长耳鼻咽喉头颈外科疑难杂症诊治，尤其对中耳炎、鼻窦炎、咽喉疾病等的诊治有丰富临床经验。

72. 为什么上颌窦炎是牙齿的炎症导致的

上颌窦是 4 组鼻窦中的一组，位于两侧颊部深面。上颌窦的底壁即上颌骨牙槽突，是上列牙根所在的位置。有时上颌窦底壁位置很低，与牙齿（主要是前磨牙和磨牙）之间仅隔一层薄骨片；有时甚至骨片缺失只有一层黏膜相隔，使得牙根突入到上颌窦内。

由于存在这种解剖结构，一旦牙齿发生炎症，细菌等就容易进入上颌窦内引起窦内的黏膜水肿、渗出而出现牙源性上颌窦炎，出现牙痛、鼻塞、流脓性并有臭味的鼻涕，可伴有鼻涕倒流、面部压痛、头痛等症状。除了根尖、牙周的炎症外，牙科的手术如根管治疗、拔牙、种植牙等，也会使得细菌入侵上颌窦内出现牙源性上颌窦炎。认清上颌窦炎的牙源性因素十分重要，因为对于这类疾病仅仅治疗上颌窦炎是不够的，还需要治疗患病的牙齿，并保持口腔卫生。因此，如果同时合并牙齿及鼻窦炎的症状，应该及时就医，必要时行影像学检查可以辅助诊断。

（顾瑜蓉　宁显会）

73. 为什么鼻窦炎手术前医生反复提醒患者戒烟

鼻窦炎为耳鼻咽喉科常见疾病，以慢性者居多。治疗上一般首选药物治疗，无明显改善并且症状较重的可考虑手术治疗。手术的目的是去除引起鼻腔和鼻窦口引流、通气障碍的病变，最大限度地保留鼻腔、鼻窦原来的组织结构，恢复鼻窦口的引流和通气功能，改善鼻纤毛的运动，尽可能保持和恢复鼻窦及鼻腔的生理功能。

鼻窦黏膜与鼻腔黏膜相延续，鼻腔与鼻窦炎症会相互累及。香烟在燃烧过程中会产生尼古丁、一氧化碳等有毒物污染和刺激鼻腔，同时引起鼻黏膜血管痉挛收缩，导致黏膜缺血引起鼻腔干燥，如果长期吸烟，鼻黏膜毛细血管则由收缩转变为舒张，鼻甲充血、肿胀加剧，鼻-鼻窦炎患者的鼻塞症状明显加重，使病情更加严重。

鼻窦炎手术前医生反复提醒患者戒烟，就是为了保持鼻腔清洁，减少鼻腔的污染，避免有害物质如烟焦油、细菌、病毒等附着在鼻毛和鼻黏膜上，使鼻腔、鼻窦黏膜充血肿胀减轻，减少鼻纤毛的运动障碍，预防手术切口感染，有利于患者术后病情的恢复。

总之，希望广大患者手术前一定要听医生的建议戒烟，术后最好也不要吸烟，以减少鼻窦炎复发的概率。

（熊洪斌）

74. 鼻窦炎手术之后嗅觉恢复的可能性大吗

临床上导致嗅觉障碍的原因通常有两种：其一是阻塞性嗅觉障碍，即气味颗粒不能与嗅上皮有效接触，这种情况多随着嗅区息肉的摘除鼻腔炎症的消退而改善；其二是嗅觉上皮受损，嗅神经受损，此时即使鼻腔畅通，也不能感受到不同的气味，这种情况常常恢复困难。

目前慢性鼻-鼻窦炎所致嗅觉障碍的发病机制尚未完全清楚。有研究发现在慢性鼻-鼻窦炎患者的嗅区有黏膜断裂、炎症细胞浸润等炎症反应的特征，提示慢性鼻窦炎患者出现的嗅觉障碍除了与机械性阻塞有关，还与嗅黏膜的炎症反应关系密切。

对于患有慢性鼻-鼻窦炎的患者，目前尚无法有效确定是否伴有嗅区黏膜病变，因此术后是否能恢复嗅觉障碍尚不能下定论。研究显示术后加用消肿、神经营养剂、局部使用皮质类固醇药物有助于嗅觉恢复。

（吴　建）

— 专家简介 —

吴　建

吴建，主任医师、教授、博士生导师，海军军医大学附属长征医院耳鼻喉科主任医师。

上海市医学会耳鼻咽喉科头颈外科专科分会青年委员、鼻科学组副组长，上海市医学会变态反应专科分会委员，上海市中西结合学会耳鼻咽喉分会常委，《山东大学耳鼻喉眼学报》编委。

擅长鼻腔、鼻窦、鼻-眼和鼻-颅底相关部位疾病的微创手术及头颈部肿瘤手术。

75. 为什么医生说治疗鼻窦炎的小手术会伤到大脑和眼睛

对于需要手术治疗的鼻窦炎，目前采用功能性鼻内镜手术（FESS），即利用高分辨率、可变换视角的内镜开展鼻窦手术，使鼻腔、鼻窦，尤其是深部的手术能在直视下进行，恢复鼻窦的通气和引流功能。虽然该手术比过去在窥鼻器下凭借解剖知识和临床经验进行手术要清楚得多，但因鼻窦及其周围的解剖结构复杂，尤其与眼眶、颅底关系密切，部分患者存在先天眶内壁及颅底骨质解剖变异或曾经骨折外伤或手术，因此在切除窦腔相应病变或扩大术野时易损伤眶内毗邻结构，如纸样板、眶周脂肪、视神经；在进行蝶窦、筛窦手术时易损伤颅底毗邻结构，导致脑脊液鼻漏、颅内损伤和感染等。因此，该手术不但要求术者熟悉相应解剖知识，还对手术器械有较高的要求。利用术中导航有利于术者对解剖结构的定位，降低手术并发症。

（吴　建）

76. 什么人容易患鼻息肉

鼻息肉为鼻部常见病，病因学说甚多，但多数学者趋向于以下几种。

（1）变态反应：变态反应也就是常说的过敏反应。目前认为其与Ⅰ型和Ⅲ型变态反应有关。

（2）慢性炎症：鼻黏膜长期慢性炎症或鼻窦脓性分泌物的经常刺激，鼻黏膜充血、肿胀，静脉淤血、渗出增加，加之细菌毒素的作用，也促使小血管渗出增加及黏膜水肿加重，久之发生鼻息肉样变。

（3）鼻部结构异常导致影响鼻窦引流，如鼻中隔偏曲、下鼻甲肥大等。

（4）某些常染色体隐性遗传病如"不动纤毛综合征"及"囊性纤维性变"，由于纤毛及黏膜功能障碍，导致黏膜反复感染而产生鼻窦炎和鼻息肉。

故患有变应性疾病如过敏性鼻炎、哮喘等疾病，慢性鼻炎、慢性鼻窦炎，鼻部结构异常，以及某些常染色体隐性遗传病患者可能患鼻息肉的概率较高，而具有全身因素致病（如过敏、"不动纤毛综合征"及"囊性纤维性变"等）的患者手术后复发的概率也相应较高。

（张　淳）

── 专家简介 ──

张　淳

张淳，副主任医师、副教授，上海交通大学医学院附属仁济医院耳鼻咽喉科副主任医师，上海市医学会耳鼻咽喉头颈外科专科分会鼻科学组委员。

擅长变应性鼻炎、鼻息肉、鼻窦炎、鼻出血及鼻良、恶性肿瘤的诊治。

77. 鼻息肉会出现哪些症状

鼻息肉患者常合并慢性鼻窦炎发生，因此，大多数鼻息肉患者的症状包括了由慢性鼻窦炎以及鼻息肉所导致的症状。主要包括：鼻塞、流脓涕、嗅觉减退以及头面部胀痛不适。

（1）鼻塞：患者鼻塞的症状呈进行性加重，间歇性鼻塞变为持续性鼻塞，夜晚甚至出现张口呼吸。持续性的鼻塞是由于鼻息肉逐渐加重增大，堵塞鼻腔气流通道所致，由于息肉内很少有血管分布，血管收缩剂滴鼻无明显疗效。

（2）流脓涕：鼻涕多为脓性或黏脓性，黄色或黄绿色，量多少不定，可倒流向咽部。

（3）嗅觉减退以至缺失：导致该症状的原因有两方面，第一是由于鼻息肉逐渐增大，阻塞了鼻腔气流通道，导致气体无法到达鼻腔顶部有嗅觉细胞的部分，从而导致嗅觉减退甚至缺失。第二是由于长期严重的鼻部炎症导致具有嗅觉细胞的黏膜肿胀，该黏膜处嗅觉细胞在长期炎症刺激以及炎症导致的血供不良等情况下引起嗅觉细胞不可逆的损伤，从而导致嗅觉减退以至缺失。

（4）头面部胀痛不适：常表现为头部沉重或压迫感或仅有钝痛或闷胀痛。

（张　淳）

78. 鼻息肉切掉会复发吗，不切会不会癌变

大部分的鼻息肉手术后可以痊愈，不再复发。不过，鼻息肉的病因有多种因素，过敏、鼻部慢性炎症、鼻部结构异常以及某些常染色体隐性遗传病等。目前所知，若息肉合并有全身因素，如过敏、常染色体隐性遗传病如不动纤毛综合征、囊性纤维化等，术后容易复发，成为难治性鼻窦炎鼻息肉。

而一部分症状比较轻的鼻息肉患者，可以暂时通过药物保守治疗。若出现以下情况之一则需要手术治疗。

（1）鼻腔存在影响各鼻窦引流的鼻息肉，从而各个鼻窦无法得以充分引流。

（2）存在影响鼻窦引流的明显解剖学异常，例如：合并鼻中隔偏曲、下鼻甲肥大等。

（3）经药物保守治疗，症状改善不满意。

（4）合并出现颅内、眶内并发症。

鼻息肉属于常见的良性疾病，目前尚无明确证据表明鼻息肉会癌变。但是鼻息肉的患者仍然需要至专业的医院就诊，在专业医生的指导下接受正规治疗，从而获得满意的疗效。适时的手术可以改善鼻塞、流脓涕等症状，避免或减轻张口呼吸、睡眠打鼾，改善生活质量；术中取标本送病理检查以明确诊断，以免误诊、漏诊某些表面呈息肉样改变的其他良、恶性肿瘤。

（张　淳）

79. 耳朵闷胀，为什么医生要往鼻子里面插管子检查

耳朵闷胀的主要原因是咽鼓管不通，中耳内外气压不平衡，鼓膜内陷。由于咽鼓管的咽口开在鼻咽部，"插管子检查"更为专业的叫法是鼻内镜检查，它可以深入了解鼻及鼻咽部的病变情况，并具有一定的放大功能，对于诊断治疗有重要

意义。尤其是单侧长期的耳朵闷胀，必须排除鼻咽癌的可能性。

（白广平）

—— 专家简介 ——

白广平

白广平，主任医师，复旦大学附属中山医院青浦分院耳鼻喉科主任，上海中西医结合学会耳鼻咽喉科专业委员会委员。

擅长鼻内窥镜下手术、鼾症、咽喉疾病的治疗。

80. 把肥大的鼻甲多切点，鼻塞就会明显好转吗

把肥大的鼻甲多切掉点鼻塞未必能明显好转。因为下鼻甲是维持鼻腔湿润、加温、净化空气的重要部分，鼻腔呼吸空气需要一定的阻力，下鼻甲起主要调节作用。过多切除下鼻甲可能会造成鼻腔功能障碍，主要表现为鼻腔干燥、出血结痂，头痛等，有时即使鼻腔非常通畅，却无法感受到气流而感到鼻塞。因此，在做下鼻甲切除手术时要做好术前评估，使用药物治疗改善黏膜肿胀，术中保留适当大小的下鼻甲，必要时黏膜下切除肥大鼻甲骨质。

（白广平）

81. 为什么医生会说鼻子里面"发霉了"呢

所谓的鼻子里面"发霉了"意思是患者得了真菌性鼻-鼻窦炎。真菌在自然界广泛存在，是条件致病病原体，当人体抵抗力下降或身体某一部分（如鼻-鼻窦）防御侵袭能力降低时，这些真菌就会在人体内增殖，引起真菌病，在鼻-鼻窦就表现为真菌性鼻-鼻窦炎。

真菌性鼻窦炎可以分为侵袭性真菌性鼻窦炎（包括急性侵袭性真菌性鼻窦炎和慢性侵袭性真菌性鼻窦炎）和非侵袭性真菌性鼻窦炎（包括真菌球性鼻窦炎和过敏性真菌性鼻窦炎）。

侵袭性真菌性鼻窦炎对人体危害较大，一般发生在免疫功能低下或缺失者，常见于糖尿病，器官移植，长期应用糖皮质激素、免疫抑制剂、抗肿瘤药物的患者。此病可引起鼻窦及其周围组织的坏死，引起严重的临床症状，严重时可导致患者死亡。

非侵袭性真菌性鼻窦炎中的真菌球性鼻窦炎较常见，多发生于上颌窦，可以没有症状或仅有鼻涕带血，伴发细菌感染时可出现鼻塞、流脓涕、面部疼痛等症状，治疗方法是鼻内镜手术开放鼻窦，彻底清除窦内霉菌病变。

非侵袭性真菌性鼻窦炎中的另一类过敏性真菌性鼻窦炎与人体对霉菌引起的免疫球蛋白 IgE 介导的过敏反应有关。临床表现为非常黏稠的胶冻样鼻涕，有时黏涕可呈黄褐色。此外，鼻腔、鼻窦黏膜高度水肿或息肉样变可引起严重鼻塞，治疗以鼻内镜手术联合药物治疗为主。

（李厚勇）

—— 专家简介 ——
李厚勇

李厚勇，主任医师，复旦大学附属眼耳鼻喉科医院鼻科副主任。

上海市医学会耳鼻咽喉头颈外科专科分会鼻科学组副组长，上海市医学会变态反应专科分会委员。

擅长鼻窦炎及不同类型鼻炎，尤其是过敏性鼻炎的治疗，以功能性鼻内镜手术为主，同时开展鼻腔、鼻窦肿瘤以及鼻眼相关疾病及脑脊液鼻漏的手术治疗。

82. 鼻窦肿瘤手术前已经查过 CT 了，为什么还要做磁共振检查

CT 检查和磁共振成像（MRI）检查有所不同。CT 检查是根据人体不同组织对 X 线的透过率和吸收率的不同，对人体某部位一定厚度的断面进行扫描、测量以及数据处理，摄下人体被检查部位的断面或立体的图像，发现体内的病变，对骨组织、钙化组织显像好。而 MRI 检查即磁共振成像是把人体放置在一个强大的磁场中，通过射频脉冲激发人体内氢质子产生磁共振，采用不同的扫描序列可得到不同的图像，如 T1 加权像、T2 加权像、质子密度像等，因而 MRI 检查对软组织有较好的分辨力。如肌肉、脂肪、软骨、筋膜等组织，MRI 检查得到的信号不同，就可以将这些组织区别开来。因此，CT 检查与 MRI 检查是截然不同的检查方法。

MRI 检查不能取代 CT 检查。尽管 MRI 检查有许多优点，但它在氢质子缺乏或含量很少的组织中（如致密的骨骼，钙化，含气的肺部等）都无法成像。由此可见，CT 检查对肿瘤侵犯周围骨组织的成像较好，而 MRI 检查对肿瘤侵犯周围

软组织的成像较好，CT 检查和 MRI 检查可以从不同的侧面反映肿瘤的大小以及肿瘤和周围组织的关系。因此，鼻窦肿瘤手术前即使已经查过 CT 了，根据病变情况，可能还要再做 MRI 检查。

（李厚勇）

83. "经过鼻子开脑子"，真的有这种手术吗

鼻腔与大脑只隔了一层颅底骨质，是切除颅底肿瘤最直接、最微创的途径，但要从鼻腔切除颅底肿瘤，要很好地解决以下三个问题，才具备从鼻腔切除颅底肿瘤的能力：①鼻腔里有细菌，而大脑是无菌的，要避免经鼻腔切除颅底肿瘤术后引起颅内感染，才能从鼻腔进路切除颅底肿瘤。②颅底修复。经鼻腔切除颅底肿瘤后，若颅底缺损不能很好修补，会产生脑脊液鼻漏，细菌就会通过瘘口进入颅内，引起颅内感染。③要有技术精湛的医生和鼻内镜的设备，才能开展经鼻腔切除颅底肿瘤的手术。只有医生对颅底的解剖非常熟悉，并具备娴熟的鼻内镜手术技巧，开展经鼻腔切除颅底肿瘤的手术才是安全的，从而避免术后并发症的产生。

以前，对于颅底肿瘤，多经头部切口开颅后切除肿瘤，此手术方法创伤大、患者痛苦多、术后恢复慢。现在随着鼻内镜手术技术的提高及对鼻内镜下颅底解剖的熟悉，通过术前彻底消毒鼻腔，术中采用自体组织修复颅底缺损，积极开展鼻内镜下颅底解剖训练，与神经外科合作并引进神经外科医生等办法，很好地解决了以上三个问题，取得了良好的治疗效果，减少了手术创伤、减轻了患者痛苦、缩短了术后恢复时间。

（李厚勇）

84. 侵犯到前颅底的鼻腔、鼻窦癌，还能手术切除吗

鼻腔、鼻窦癌由于部位隐蔽，临床症状少，患者不重视等原因，往往在发现癌症时，鼻腔、鼻窦癌已经很大，有些甚至侵犯至前颅底。对于这一类肿瘤的治疗确实是个难题，但现在随着鼻内镜手术技术和手术设备的进步，以及多学科合作开展联合手术等，目前对这类肿瘤是可以根据肿瘤病理分型及肿瘤侵及前颅底的范围而采取不同的治疗方法。

　　一般而言,肿瘤侵犯前颅底包括以下几种情况:①肿瘤仅侵犯前颅底骨质而未侵犯硬脑膜;②肿瘤不但侵犯前颅底骨质同时侵犯了硬脑膜;③最坏的情况是颅内也有肿瘤侵犯。

　　对于侵及前颅底的鼻腔、鼻窦癌肿,根据肿瘤侵及颅底及颅内的范围不同及肿瘤性质,可以采用先手术后放疗,或采用先放疗再手术的综合治疗方法。对放射治疗敏感的癌肿,我们可以采取先放疗再手术的方式治疗,如分化差的鳞状细胞癌等;对于放射治疗不敏感的鼻腔鼻窦肿瘤,我们可以采取先手术再放疗的治疗方法,如腺样囊性癌等。对于侵犯前颅底的癌肿,其手术方式可以采用鼻内镜下鼻颅底肿瘤切除加颅底修复重建术(就是完全在鼻内镜下于鼻腔内完成手术,头面部没有切口),或者采取鼻内镜辅助下颅鼻联合入路鼻颅底肿瘤切除加颅底修复重建术(就是头部切开手术加鼻内镜手术)。

　　也不是所有侵犯前颅底的癌肿都可以手术切除,如果有远处转移、广泛的颅内侵犯、双侧海绵窦侵犯或双侧眼眶受累是不宜手术的。当然,侵犯前颅底的癌预后较差。

(李厚勇)

85. 青少年鼻咽纤维血管瘤是一种什么病

　　鼻咽纤维血管瘤常发生于 10～25 岁男性青少年,瘤中含有丰富血管,容易出血,故又名"男性青春期出血性鼻咽血管纤维瘤"。主要症状为反复鼻出血、鼻塞、耳鸣及听力下降,严重者可出现视力障碍及剧烈头痛。该病虽属良性,但有沿周围孔缝、裂隙等侵袭性生长趋势,因而常发生骨质压迫性吸收破坏;且术后易复发。医生检查时可以在患者的鼻咽部发现表面光滑或呈结节状的质实肿块,色红,表面有明显的血管纹。如若诊为该疾病,需行手术切除肿瘤,必要时术前行介入治疗,将颈外动脉的肿瘤血供来源分支栓塞,以减少术中出血和降低输血的可能性。

特别提醒

　　若出现男性青少年鼻出血,症状反复,并且出血量较大,家长及本人要引起重视,不要认为年轻无所谓,必须至医院检查以排除青少年鼻咽纤维血管瘤。

(陈旎珺)

陈旋珺

陈旋珺，主任医师，上海交通大学医学院附属瑞金医院耳鼻咽喉科主任医师。

86. 意外导致鼻子没有了，医生如何再造出来一个鼻子

鼻子除了有呼吸通气、免疫防御、加湿加温、嗅觉等功能之外，还具有社交的功能。如果有人因为创伤、车祸、火灾等等意外情况失去了外鼻，或者为了治疗疾病而切除了外鼻，难道就只能每日躲藏起来或者遮住外鼻过日子吗？

专业医生可以通过一系列的手术来重建鼻子。对于部分缺损的鼻子，医生往往会选择在鼻旁、鼻背或者上唇、面部制作皮瓣来转移修复缺损区域。对于全鼻缺损的病例，目前较常选择的是额部皮瓣或者扩张后的额瓣来重建全鼻。术中如果需要重建支架的话，可以切取患者自身的肋骨或者肋软骨来重建鼻支架。术后可以得到一个较为逼真的外鼻并且兼有呼吸的功能。

在选择手术修复的时机上，医生会有不同选择。一般来说，外伤缺损较大的病例会等待局部瘢痕稳定后再行二期扩张皮瓣或者皮瓣修复；外伤部分缺损而周围组织条件较好的可一期修复。因肿瘤治疗而切除外鼻时，根据肿瘤的性质，选择又有所不同：基底细胞癌切缘阴性后可以考虑一期修复；鳞状细胞癌手术切除随访 3～5 年后局部没有复发再考虑手术修复。总之，医生对不同的缺损范围、缺损大小、周围情况、肿瘤特性都会有不同的修复计划和手段，从而为病患重建美好的外观和生活社交的自信。

（王珮华　吴晴伟）

喉｜科｜

87. 为什么会得喉癌

喉癌是头颈肿瘤中的高发病,症状主要为声音嘶哑、呼吸困难、咳嗽、吞咽困难、颈部淋巴结转移等。其发生目前尚无确切病因,常为多因素综合作用所致,主要有以下几个方面。

(1) 吸烟:吸烟与喉癌的发生有密切关系。多数喉癌患者都有长期大量吸烟史。喉癌的发生率与每日吸烟量及总的吸烟时间成正比。另外,被动吸烟也可能致癌,不可忽视。吸烟时烟草燃烧可产生烟焦油,其中的苯丙芘可使呼吸道黏膜充血、水肿,上皮增生和鳞状上皮化生,纤毛运动停止或迟缓,成为致癌的基础。

(2) 饮酒:据调查,饮酒者患喉癌的危险性比非饮酒者高 1.5～4.4 倍,尤其是声门上型喉癌与饮酒关系密切。有研究显示,吸烟人群中的饮酒者患喉癌的危险度较不饮酒者高 3～4 倍,吸烟与饮酒致喉癌的协同作用已被一些学者所证实。

(3) 空气污染:工业产生的粉尘或废气,如二氧化硫、石棉、重金属粉尘、新化合物等的长期吸入可导致呼吸道肿瘤的发生。空气污染严重的城市喉癌发生率高,城市居民高于农村居民。

(4) 病毒感染:高危型人乳头状瘤病毒(HPV-16/18 型)已被认为是肿瘤病毒,体外试验发现其有使细胞恶性转化的作用。可引起喉乳头状瘤,目前认为是喉癌的癌前病变。

(5) 性激素:喉是人体的第二性征器官,也被认为是性激素的靶器官。喉癌患者男性明显多于女性。临床研究发现喉癌患者的血清睾酮水平明显高于正常人,而雌激素则降低;当肿瘤切除后,其血清睾酮水平则迅速下降。

(6) 其他:如体内微量元素缺乏、长期接触放射线以及癌基因的激活和抗癌基因的失活,亦与喉癌的发生、发展有密切的关系。

(陈世彩)

88. 喉癌有哪些表现，如何早期发现

喉癌的症状主要为声音嘶哑、呼吸困难、咳嗽、吞咽困难、颈部淋巴结转移等。有时尚可发生咽异物感、口臭及少量咳血。上述症状发生的顺序因肿瘤的原发部位而异，不同症状出现顺序可不同。

(1) 声门上型喉癌：早期无任何症状，甚至肿瘤已发展至相当程度时，仅有轻微的或非特异性的症状，如痒感、异物感、吞咽不适感等，不易引起患者注意；后期出现咽痛向耳部放射、声音嘶哑、呼吸及咽下困难、咳嗽、痰中带血、咳血等。声门上癌分化差、发展快，往往在肿瘤发生淋巴结转移时才引起警觉。因此，中年人若出现咽喉部持续不适，应引起重视，及时就医。

(2) 声门型喉癌：早期症状为声音的改变。初起为发声易倦或声嘶，无其他不适，多被误认为"感冒""咽喉炎"，特别是以往有慢性喉炎病史者。随着肿瘤的进展，声嘶逐渐加重，可出现发声粗哑，甚至失声；亦可出现痰中带血、呼吸困难。晚期尚可出现放射性耳痛、呼吸困难、咽下困难、频繁咳嗽、咳痰困难及口臭等症状。因此，40 岁以上声嘶超过 2 周者，应当至医院行喉镜检查。

(3) 声门下型喉癌：早期症状不明显，当肿瘤发展到相当程度时，可出现刺激性咳嗽、咳血和呼吸困难、声嘶等。

(4) 跨声门型喉癌：指原发于喉室、跨越声门上区及声门区的喉癌。癌组织在黏膜下浸润扩展，以广泛浸润声门旁间隙为特点。临床少见，早期可无症状，不易被发现。

（陈世彩）

89. 治疗喉癌有哪些方法，该如何选择

治疗喉癌的方法包括手术治疗、放射治疗、化疗及生物治疗等。同其他恶性肿瘤的治疗一样，喉癌的治疗目前多主张根据患者的机体状况、肿瘤的病理类型、侵犯范围和发展趋向，利用现有的治疗手段采取综合治疗方式，提高患者的生存率，最大限度地保留患者喉的发声功能，提高患者的生存质量。

在我国手术是喉癌的首选治疗方法，优点是疗程短、根治性强、术后对邻近部位的影响小。最早多行全喉切除术。近年来，随着临床经验的积累，喉部分切除术逐渐成为喉癌外科治疗极其重要的组成部分。临床上应根据癌肿部位和范

围的不同,采用不同的术式。

放疗可分为单纯放疗、术前放疗、术后放疗。单纯放疗主要适于早期病变的患者,晚期肿瘤患者情况差及不适宜手术治疗的各期病例也可采用姑息性放疗。术前放疗的目的是使肿瘤缩小、癌细胞活力受到抑制,使肿瘤范围缩小、边界清楚,更有利于彻底手术切除。对于病变范围较广、波及咽、分化程度又较低的肿瘤,常采取放疗加手术的方式。术后放疗主要适用于先行手术者,术中如肿瘤切除完整、无明显的颈淋巴结转移,术后仅做预防性照射,但术后放疗的效果常不理想。

化疗、生物治疗和中医药治疗也是喉癌综合治疗方法,但疗效有限。

(陈世彩)

90. 早期声带癌该选择手术还是放疗

早期喉癌的治疗目标不仅包括肿瘤的根治,还需注重术后生存质量,亦即喉器官功能的保留。2016 年的美国国立综合癌症网络(NCCN)头颈癌指南建议:早期喉癌 Tis 期(原位癌)以放疗及腔镜下手术(CO_2 激光手术)为主,$T_1 - T_2$ 期喉癌可选择放疗、腔镜下手术治疗(CO_2 激光手术)或开放性喉部分切除术。

对于早期声带癌来说,放疗和手术疗效相差无几,5 年生存率均可达 90%,经济花费方面亦差不多。

放疗的优势在于能够较好地保留发音功能,最大的缺点在于放疗所必然带来的口干等副作用,放疗后的口干和咽喉干痛对患者言语、饮食影响较大,让许多患者感到难以接受。此外,根治性放疗后一旦复发,手术并发症的发生亦明显增多。

手术治疗的主要缺点是术后声音嘶哑,但没有放疗后常见的口干、咽喉疼痛等不适,若行腔镜下低温等离子射频消融手术或 CO_2 激光手术,手术创伤小,术后恢复较开放性手术明显为快,住院时间短,很受患者和医生的喜爱,近年来已成为国内外临床所首选。

(向明亮)

—— 专家简介 ——

向明亮

向明亮,主任医师,上海交通大学医学院附属新华医院耳鼻咽喉-头颈外科主任医师。

擅长头颈部良、恶性肿瘤的手术治疗，在喉癌、喉咽癌、甲状腺癌、颈段食管癌的根治性手术和器官功能保存性手术以及头颈部术后组织缺损一期修复术等方面经验尤为丰富。

91. 喉癌的手术方法有哪几种，术后是否还能讲话

手术治疗是喉癌的主要治疗手段。根据癌肿部位和范围的不同，可采用不同的术式。

（1）支撑喉镜下声带切除术：主要适合较早期病例，如喉原位癌或较轻的浸润性病变。目前喉激光手术和等离子手术逐渐推广展开，具有微创、出血少、肿瘤播散率较低、保留发声功能良好等优点。

（2）喉部分切除术：根据喉癌侵犯范围进行选择部分切除可彻底切除肿瘤并重建喉的发音、呼吸等功能。

（3）全喉切除术：全喉切除术后，患者丧失了正常的发音功能，无论从功能上还是心理上，对患者影响都是巨大的。有的患者因此拒绝手术，失去了治愈时机。为了解决喉全切除术后患者的发音问题以及恢复无喉者的语言功能，已有多种重建语音的方法应用于临床，归纳起来主要有食管发声法、人工喉以及发音重建术。

（陈世彩）

92. 半喉切除后的呛咳多久能好

喉部分切除术又称半喉切除术。手术破坏了喉的结构，使喉腔关闭不全，进食时会引起呛咳，咽水更容易呛入气管，因此，在半喉切除术后 7～10 天，从固体食物开始试吃，固体食物呛咳不明显后再喝水，喝水不呛后即可经口正常进食。

半喉切除后呛咳时间与喉切除多少有关，喉切除越多，呛咳时间越长，轻者呛咳数天，严重者呛咳数月。

如长年呛咳，无法进食，建议切除残喉。

（吴海涛）

93. 全喉切除后如何学讲话

全喉切除术是治疗晚期喉癌及下咽癌最有效、最安全的治疗方法,但患者手术后会永久失去原有的发音功能,这给患者带来极大痛苦。全喉切除术后患者学习讲话的方法很多,最常见的为食管发声、电子喉、人工发音管和手术发声重建。这几种方法各有优缺点。

食管发音是患者将空气咽入并贮藏在食管,再借助胸内压力,使食管内气体缓缓排出,从而使食管上端和喉咽部的黏膜振动而产生声音,即食管音。成功的食管音,音质和音色较好,能达到正常人说话的效果,因此是全喉切除患者发音康复的首选方法。但发声训练难度最大,成功率低,且发声强度低、持续时间短。学会发单音相对容易,但连续流利讲话的成功率低;70岁以上老年人学习更难。训练不当易产生腹胀、烧心等不适感。

电子喉是带有塑料振动膜的手握式半导体装置,大小与电动剃须刀相仿,电子喉的末端放在颈前侧,振动膜产生的声音经颈部传入咽部,再经口腔合成语言。其发音单调,像机器人发声,较难听懂。

安装人工发音管,就是在气管和食管间打个小孔,把人工发音管安装于其内。如把气管口堵住,气管内气体就通过人工发音管振动食管上端和下咽部的黏膜而产生声音。就发声质量来说,人工发音管发声最佳,能自然发声,发声强度高,可持续发音,发声自然、随意,克服了食管发音和电子喉的很多缺点。但人工发音管需定期清理及更换、维护;安装人工发音管时间过长后,气管和食管间小孔会变大,可能会引起呛咳等并发症,也会引起发音管松动脱落,甚至有落入气管造成气管异物的可能。

手术重建发音是利用颈前带状肌重建新声带,解决患者讲话难题,具有人工发音管的发声优点,又克服了电子喉、食管发音和人工发音管的缺点,是全喉切除术后一种理想的发音方法。

(吴海涛)

94. 喉癌喉切除后什么时候能正常吃饭

喉癌喉切除后可以正常吃饭,但对于术后从什么时候开始试吃,不同的喉癌手术有所区别。半喉切除术患者,术后7～10天从固体食物开始试吃,固体食物呛咳不明显后，再喝水喝水不呛后即可经口正常进食；全喉切除患者，无术后呛咳问题，一般术后 10～14 天从喝水开始试吃，如无咽瘘，再吃固体食物。

（吴海涛）

95. 声带白斑就是喉癌吗，能治愈吗

声带白斑为声带黏膜上皮角化增生和过度角化所发生的白色斑块疾病，多见于成年男性，与吸烟、嗜酒、喉慢性炎症及维生素 A、B 族维生素缺乏等因素有关，其主要症状是声音嘶哑，随病变发展而加重。常被认为是癌前病变，与喉癌发病有关。但声带白斑发展缓慢，数年或十几年后才有可能癌变。因此，发现声带白斑后，既不可掉以轻心，也不必惊慌失措，声带白斑完全可以治愈。

首先要戒烟、酒，少吃刺激性食物。其次，因白斑发生与人体免疫力下降有关，所以生活要有规律，不要熬夜及过度劳累，同时注意锻炼身体、增强体质。对于"炎症性"白斑（表现为声带充血、肿胀，表面弥漫性白色伪膜样物）可先保守治疗，定期密切随访；"增生性"白斑（表现为声带表面灰白色角化增生、增厚、粗糙突起）一般保守治疗效果不佳，最好选择手术切除。声带白斑常伴有不典型增生，病理提示有中或重度不典型增生者容易复发，重度不典型增生者容易癌变，应密切随访，如有复发可再次手术。声带白斑癌变后也可进行手术、放疗等治疗，故也无须惊慌失措，一定要配合医生选择最佳治疗方案。

（陈　群）

—— 专家简介 ——

陈　群

陈群，副主任医师，上海市浦东新区公利医院耳鼻咽喉科副主任医师。

擅长应用现代诊疗学的理论和技术对变应性鼻炎、嗓音外科、喉咽反流性疾病进行诊断及治疗。

96. 什么叫喉癌前病变，其病因有哪些

喉癌前病变是多种形式的鳞状上皮细胞增生、异常及组织结构紊乱，最终有可能演变为鳞状细胞癌的黏膜上皮病变，包括声带白斑病、喉角化症、成人喉乳头状瘤、喉厚皮病、慢性肥厚性喉炎等一组疾病。

其病因尚不完全清楚,多与喉黏膜的长期慢性刺激相关,其中吸烟、饮酒、咽喉反流与喉癌前病变及喉癌的发生有密切的关系。人乳头状病毒(HPV)感染在喉癌前病变发生、发展中仍有争议,目前普遍接受的观点是,小儿喉乳头状瘤手术后非常容易复发,不容易癌变,而成人喉乳头状瘤具有较大的癌变可能性。此外,研究表明,环境污染,如长期接触多环芳烃类化合物、工业粉尘、石棉或清漆等致癌物,嗓音滥用,慢性炎症,某些维生素如维生素 A、维生素 C、维生素 E 等缺乏或微量元素摄入不足,激素失衡等在喉癌前病变的发生、发展过程中有一定的作用。

(郑宏良)

97. 为什么鼻咽癌不先开刀治疗呢

鼻咽癌对放疗比较敏感,它有好的治疗方法,就没有必要用手术治疗。鼻咽癌长在鼻咽部,这个区域上面是颅底,两边是颈部的大血管,手术切除肿瘤要切到安全的边缘,也就是说光切除肿瘤还不行,还要切除肿瘤边上正常的一部分组织,才能达到根治效果,而鼻咽部比较特殊,没办法达到安全的切除边缘,而且它易发生转移,手术也很难根治。因此,不首选手术治疗。

但是手术也用在鼻咽癌的治疗当中,那什么时候需要用手术治疗?如果发生淋巴结转移了,放疗以后淋巴结没有消退或者消退的不理想,也就是有残留,这时可以手术切除淋巴结。但是这个手术要掌握一个时机,一般在放疗结束后 3～6 个月为佳,因为在此之前放疗的效果尚在继续。也有学者提出应在穿刺证实后再手术,但受到穿刺未到残留肿瘤处造成假阴性的局限性影响,因此要积极地治疗和观察。又如晚期鼻咽癌的患者放疗以后又复发了,或出现坏死、出血,这时候如若再去放疗,就可能造成骨坏死,因此在患者鼻咽癌复发又不能再接受放疗的情况下只有进行手术治疗,可以延长患者的生存时间。但能不能根治还要根据复发肿瘤的位置和范围、手术有无完全切除的可能性而定。

(杨　旭)

—— 专家简介 ——

杨　旭

杨旭,副主任医师,复旦大学附属中山医院徐汇医院/上海市徐汇区中心医院耳鼻喉科主任。

擅长耳鼻咽喉常见病诊治，开展鼻咽癌头颈肿瘤化疗近千例，开展鼻内窥镜术、咽喉外科手术、鼓室成形术等、耳鼻喉科激光手术。

98. 什么样的鼻咽癌要先化疗、再放疗

鼻咽癌的治疗以放射治疗首选，化疗作为辅助治疗，放化联合治疗局部晚期鼻咽癌可将5年生存率提高6%，同期放化疗疗效最佳。

对于没有远处转移的早期病变，肿瘤局限于鼻咽腔、鼻腔、口咽、咽旁间隙的，可以首选单纯放疗。中晚期（Ⅲ期、Ⅳ期）鼻咽癌应该先诱导化疗后再放疗，也可以选择同步放化疗。局部晚期病变诱导化疗后肿瘤缩小可以减少放疗副作用等，化疗剂量足、耐受性好可减少远处转移概率。转移性鼻咽癌一般都是先化疗，控制转移灶后再局部放疗。

对于放疗后复发的鼻咽癌，如果放疗剂量达到最大限度，不能进行再次放疗计划，只能采取姑息化疗控制肿瘤，延长生存期。

（杨　旭）

99. 鼻咽癌是加速器治疗效果好，还是伽马刀治疗效果好

鼻咽癌大部分为低分化鳞癌，对放疗敏感，因此放射治疗为鼻咽癌首选治疗。电子直线加速器是20世纪70年代发展起来的一种放射治疗设备。能产生能量范围较宽的X线，X线的放射剂量高、射野面积大、射线均整度好、放射源焦点小、准确度高，除可放射治疗鼻咽癌外，还可放射治疗鼻咽癌周边已有扩散的肿瘤。伽马刀只能对影像检查发现的肿瘤有效（即有很高的准确度），但对于肿瘤边缘可能的存在的肿瘤无治疗作用。

而鼻咽癌除需放射治疗鼻咽部肿瘤，还要放射治疗鼻咽周边可能的存在肿瘤，如鼻腔后部和颅底等，因此，鼻咽癌首选加速器放射治疗。如鼻咽癌放射治疗后复发，已不能进一步采用加速器放射治疗，也无法手术治疗，可采用伽马刀治疗局部复发肿瘤。

（吴海涛）

100. 慢性咽喉炎会转变成咽喉癌吗

很多人担心慢性咽喉炎会变成咽喉癌，这是普通大众认识的误区。慢性咽喉炎与咽喉癌没有直接的关系，不会转变成咽喉癌。但抽烟喝酒的人很多有慢性咽喉炎，最后发生了咽喉癌，这与抽烟喝酒有关，而与慢性咽喉炎没有直接关系。

（郎军添）

── 专家简介 ──

郎军添

郎军添，副主任医师、硕士生导师，海军军医大学附属长征医院耳鼻喉科副主任。

对头颈部肿瘤的诊治经验丰富，成功开展了各种喉功能保全修复重建手术治疗喉癌下咽癌；针对中晚期鼻窦癌开展包括内镜微创、扩大切除结合皮瓣修复以及放化疗在内的综合序贯疗法；以及嗓音、慢性鼻窦炎的微创治疗。

101. 咽喉癌会传染吗

医学上所谓的传染病，指的是可以通过各种媒介（接触传播、空气传播、食物、水传播、蚊虫叮咬等）在人与人（或动物）之间传播的疾病。咽喉癌等大多数肿瘤都不会通过这样的方式传播。因此，咽喉癌不会传染，与咽喉癌患者生活在一起不必担心会有被传染的风险。

（郎军添）

102. 喉咽癌最好的治疗方法是什么

喉咽癌并非治疗效果不好，早期喉咽癌无论采用手术还是放疗、化疗的方法，都可以取得很好的疗效。中晚期的喉咽癌，疗效相对下降，但是目前合理采用以手术为主的综合治疗方法还是能够显著提高生存期。具体来说，喉咽癌应该根据其部位、肿瘤分期和患者对呼吸、发音、吞咽功能的要求制定不同的综合治疗方案。综合治疗方案应该以手术为主，可在术前或术后采用放射治疗和化疗,如果手术可能严重影响发音等功能,而患者又对保留功能要求高,可先考虑放疗、化疗或放疗化疗联合,待肿瘤缩小后再行手术,以获得保留器官功能和提高生活质量的机会。

对于晚期喉咽癌,除上述方案外,近年来越来越广泛应用的靶向药物治疗被临床证实能够起到提高疗效、延长生存期的作用。靶向药物治疗不同于传统的化疗药物,对肿瘤细胞有针对性的杀伤作用,而对全身正常细胞的杀伤作用小,因此副作用小。在传统治疗方案基础上适当选择靶向药物治疗,对提高疗效有积极意义。

(郎军添)

103. 为什么鼻腔咽喉等头颈部的淋巴瘤不手术

淋巴瘤是血液淋巴系统的肿瘤,淋巴系统全身无处不在,鼻腔咽喉的淋巴瘤只是这种血液淋巴肿瘤在局部的表现。正因为它是一种全身系统性的肿瘤,鼻腔咽喉淋巴瘤的治疗以化学药物治疗(化疗)和放射线照射治疗(放疗)为主,而一般不采用手术切除。手术并不能从源头上达到彻底切除肿瘤的目的。但是在某些特殊情况下,比如为明确病理类型,或者为解除肿瘤压迫呼吸道和进食通道而进行的手术是可以考虑的。

(郎军添)

104. 患鼻腔鼻窦癌后,什么情况下要挖除眼球

当眶骨壁受侵,无眶骨膜受侵犯或眶骨膜虽受侵但未突破眶骨膜进入眶内时,一般无需挖除眼球。但当肿瘤穿过眶骨膜累及眶内组织时,需进行眼球挖除,以求肿瘤彻底切除。但如果肿瘤同时侵犯颅底或者颅内,难以彻底切除时,即使肿瘤突破眶筋膜进入眶内,一般亦不行眼球切除,以尽可能提高残余生存期内的生活质量。

(向明亮)

105. 扁桃体癌应先手术,还是先放疗

传统观念上扁桃体癌是以放疗为首选治疗的,原因在于:①扁桃体癌以中低

分化鳞癌为多见,这种肿瘤细胞对放射线敏感,就是说放疗效果较好;②扁桃体癌容易侵犯周围组织,单纯经口腔手术切除很难做到扩大彻底切除,而如果要做到扩大切除,传统的方法往往要经面部切口做下颌骨切开这样的大手术,术后对进食功能和面部美容都影响较大。

但是随着医学科技发展和研究的深入,对扁桃体癌的治疗理念也在改变。首先,机器人手术的兴起使得经口腔扁桃体癌扩大切除术成为可能。部分早中期扁桃体癌完全可以采用机器人手术做到扩大彻底切除,几乎可以获得与放疗一样的疗效,同时可以避免放疗引起的口干、张口困难等后遗症。其次,最新的研究发现,不同类型的扁桃体癌放疗效果不尽相同,这与一种叫做人乳头状瘤病毒(HPV)的感染相关。HPV 阳性的扁桃体癌患者接受放疗的效果远远好于 HPV 阴性的扁桃体癌,因此,扁桃体癌患者可以首先进行 HPV 检测——如果 HPV 阳性,则首选放疗;如果 HPV 检测阴性,则可以考虑手术或手术联合放疗的方案。

(郎军添)

106. 甲状腺长了"结节"是否一定要做手术

甲状腺结节是一种常见疾病,特别在女性中较多见。临床上有多种甲状腺疾病,如甲状腺退行性变、炎症、自身免疫疾病以及新生物等都可以表现为甲状腺结节。当手触摸到颈部甲状腺区的肿块时,并不代表结节真实存在。即使体检报告上出现"甲状腺结节""甲状腺肿大"等诊断,也不要因此过度焦虑,这需要专业医生的检查和判断。临床上,颈部 B 超是了解甲状腺是否有结节经济高效的检查工具,因此每年定期体检行颈部 B 超检查是非常重要的。

多数甲状腺良性结节是不需进行手术治疗的,特别是直径小于 1 厘米无症状的甲状腺结节,在人群中发生率非常高,这些结节通常为良性病变。颈部 B 超检查,如结节直径 1 厘米以下,无钙化,可每隔 3～6 个月复查一次。复查时,了解结节有无明显体积增大,有无声音嘶哑或呼吸、吞咽困难,结节是否固定,颈部淋巴结有无肿大,以及 B 超提示结节有无钙化等表现,如有异常及时与医生沟通。

特别提醒

如果发现了甲状腺结节,定期做颈部 B 超检查。一般良性结节,每半年检查一次;疑似恶性又没做手术者,3 个月复查一次,一般不必急于行颈部 CT 等检查。

(陶　磊)

107. 甲状腺切除后，会影响生育吗

甲状腺是人体内分泌器官之一。它产生的甲状腺素对促进机体物质与能量代谢、促进生长和发育过程起到重要的作用。甲状腺如部分切除后，依靠腺体的代偿功能仍能分泌充足的甲状腺素维持机体所需时，对女性的受孕和生育尚不构成影响。但随着胎儿的生长发育，母体的能量代谢会有成倍的增长，如此时甲状腺素的分泌量不足，会导致母体和胎儿能量代谢和生长发育的障碍，严重时不仅损害母体的健康，还会导致流产或胎儿发育不良。因此，当甲状腺行部分或全切除后，女性在备孕和怀孕过程中，不仅需要与妇产科医生沟通，还需要和内分泌科医生保持联系。通过必要和适量的甲状腺素的口服补充，完成整个生育过程。

特别提醒

目前综合性医院对妇产科建卡的已行甲状腺手术的孕妇，都会让其在医院的内分泌科对甲状腺功能进行密切随访。妇产科专科医院也大多开设了内分泌科、妇产科联合门诊，对备孕以及怀孕阶段女性的甲状腺功能进行监测，同时给予科学地指导和合理地治疗。

（陶　磊）

108. 甲状腺切除后，服用甲状腺素片有副作用吗

无论是良性还是恶性甲状腺疾病，当行甲状腺切除后，口服外源性的甲状腺素片可以起到补充替代或内分泌治疗的作用。市场上常用的甲状腺素片为左甲状腺素钠片。药物的服用剂量一定要定期根据实验室检查以及临床检查的结果进行调整。剂量不足会导致治疗效果受限，剂量过高则导致甲状腺功能亢进样的临床症状，如：心动过速、心悸、心律不齐、心绞痛、头痛等。此外，当患者还有其他全身基础疾病，如冠心病、心功能不全或者心动过速性心律不齐等，或因全身基础疾病（如糖尿病）长期服用其他药物时，需密切注意甲状腺素片服用时产生的严重副作用。

特别提醒

在医生指导下服用甲状腺素片是安全可靠的。当病程中有特殊情况时，需

要和内分泌科医生密切沟通，调整用药的剂量，及时处理药物不良反应。

（陶　磊）

109. 颈部有一无痛肿块要治疗吗

头颈部肿块大致可以分为三大类：炎症、先天性疾病和肿瘤。炎症性肿块一般都有"红、肿、热、痛"的表现，像临床常见的急性淋巴结炎、颈部脓肿等都会有疼痛、局部红肿和皮温增高等；当然，像慢性炎症和特异性炎症如淋巴结结核，往往这些表现不典型。先天性疾病多数在儿童或青少年期就能发现，大多数是囊肿性疾病，表现为质地较软的囊性肿块，可能缓慢增大。肿瘤在颈部肿块中最多见，良性肿瘤有神经源性肿瘤、血管性肿瘤和甲状腺、腮腺、颌下腺等器官来源的肿瘤；恶性肿瘤又可分为原发于颈部的和转移性的肿瘤，其中以转移性肿瘤（主要是淋巴结肿瘤）多见。

颈部肿块的诊断应该从病程、肿块部位、性质等各个方面综合判断。一般说来，短时内（如 7 天）发生的肿块一般为炎症性，发现已很长时间的肿块（如 7 年）多为先天性，病程中等的（如 7 周）多为肿瘤。

对于颈部肿块的防范，应注意以下几点：①可自查触摸颈部，特别是颈部两侧区域，如有怀疑尽早到医院检查，争取早发现。②要关注头颈部器官的疾患，重视鼻、咽部的不适，如有耳闷、耳鸣、吞咽不适、咽喉异物感等症状不要轻易忽视，早做检查。③对于家族中有恶性肿瘤的人群，更应该定期健康检查，及时防范。

（杨　旭）

110. 头颈肿瘤到什么程度要做全身 CT 检查

所谓的全身 CT 检查，医学上称为 PET - CT，是一种可以较准确显示全身肿瘤病灶在哪里的检查方法。头颈肿瘤做全身 CT 检查的目的是评估判断肿瘤有没有发生远处转移，这对于确定病程分期和制定治疗策略十分重要。一般来说，头颈部恶性肿瘤早期发生远处转移的概率是比较低的，多数恶性肿瘤都是在原发病灶侵犯到一定程度，或出现了局部（颈部）淋巴结转移后才容易出现全身其他部位的转移。因此，一般来说头颈肿瘤在早期局限于原发器官内，没有向周围扩散，或颈部淋巴结尚未发现转移的情况下，发生全身转移的概率低，可不做全身 CT 检查。但如果原发肿瘤局部侵犯范围广（如临床上的 T_3、T_4 期病变）或已出现了明确的颈淋巴结转移，那就有必要做全身 CT 检查了。

（郎军添）

111. 患了咽旁肿瘤，为什么要切开下颌骨来切除肿瘤

　　咽旁肿瘤是一类位于头面颈部咽旁间隙内的肿瘤，良性占 80%，恶性占 20%。咽旁间隙这个空间如想象成一个立方体的话，它的四周以及顶底两面几乎都被硬质的骨头包围（包括颅底骨、上颌骨、下颌骨、椎骨等），而这个腔隙内有人体重要的大血管（包括颈内动脉、颈内静脉）和颅神经（支配吞咽、呼吸、发音、颈部肌肉运动、舌头运动等的神经）通过。肿瘤如生长在这个腔隙，会与这些重要结构相粘连。常规的手术路径常无法完全暴露肿瘤和分离保护这些重要的颈部结构，因此针对一些咽旁肿瘤，需要"舍车保帅"，通过切开下颌骨打通一条道路，让医生能够更安全地切除肿瘤。

特别提醒

　　咽旁肿瘤因所处的解剖位置特殊，手术风险大，会有比较严重的手术并发症。手术的选择和术前与医生的沟通非常重要，只有通过医患的共同努力，才能更好地战胜此类疾病。

（陶　磊）

咽｜科｜

112. 夜间打鼾，白天打瞌睡是怎么回事

打鼾俗称打呼噜，人们普遍认为打鼾是一种睡眠质量好、睡得香的表现。而事实并非如此。人在清醒的时候，唇、舌、颊、颚部肌肉轻度紧张，维持气道的开放，保证正常呼吸。在夜间睡眠时，这些肌肉松弛，不能维持气道的正常口径，导致气道塌陷，气道变窄，空气流过时就会发出声音。

打鼾分两种情况，一种是打鼾但没有呼吸暂停，另一种是打鼾合并呼吸暂停，即睡眠呼吸暂停低通气综合征，是指睡眠时上气道塌陷阻塞引起的呼吸暂停和通气不足，伴有打鼾、睡眠结构紊乱、频繁发生血氧饱和度下降、白天嗜睡等症状。晚上睡眠时虽然看似睡得很香，但其实气道完全或部分阻塞，身体处于缺氧的状态，体力和精力都得不到很好的恢复。大脑缺氧会导致很多问题，如白天嗜睡、注意力不集中、头晕等，还可以进一步引发车祸等意外。

建议到医院的睡眠中心做一个睡眠监测，评估一下睡眠呼吸暂停的严重程度，再决定进一步的治疗。

（易红良）

113. 高血压很难控制，与打鼾有关系吗

打鼾及呼吸暂停与高血压存在密切的关系。打鼾时呼吸气流量降低，出现低通气甚至呼吸暂停症状，导致血氧浓度降低，是上呼吸道高阻力的表现。由于低氧刺激中枢神经系统，患者出现微觉醒甚至觉醒，并恢复正常呼吸，血氧浓度得到恢复。这种间歇性的低氧（低氧-复氧）引起的低氧血症和高碳酸血症可以通过刺激外周化学感受器和中枢化学感受器兴奋交感神经，引起周围血管收缩，从而导致血压上升，引起和加重高血压症状。

流行病学证据表明，约 30％的高血压患者存在阻塞性睡眠呼吸暂停综合征，有研究甚至发现约 80％的顽固性高血压患者存在阻塞性睡眠呼吸暂停综合征。呼吸暂停可改变患者 24 小时的血压节律，夜间血压不降反升，使高血压状

态持续存在,尤其在清晨最为明显。在轻、中度睡眠呼吸暂停患者中,高血压的严重程度与睡眠呼吸暂停的严重程度存在正相关关系。但是,重度睡眠呼吸暂停的患者其严重程度与心脏功能障碍和心力衰竭呈正相关,因此,其与高血压严重程度的关系趋于平稳。另外,体质指数较低的年轻患者的睡眠呼吸暂停与高血压的关系更为密切。由于老年人存在并发症多、生存率低等特点,与高血压的关系并不明显。

由于单纯药物治疗此类高血压效果欠佳,对于有睡眠呼吸暂停症状的高血压患者应对呼吸暂停进行相应的治疗,其治疗方法主要包括持续正压通气(CPAP)、上呼吸道手术等;对伴阻塞性睡眠呼吸暂停的耐药性高血压患者,有研究显示持续正压通气治疗有益于降低血压,改善高血压症状;对无症状的轻度阻塞性睡眠呼吸暂停的高血压患者的治疗方案存在争议。但是,由于睡眠呼吸暂停和低通气引起的低氧状态对心血管系统有不良影响,可能会加重原有的高血压,因此积极治疗睡眠呼吸暂停,对改善心血管疾病的预后可能有一定的意义。

(易红良)

114. 打鼾有药吃吗

目前鼾症的主要治疗方法是呼吸机治疗或手术,但有许多患者觉得戴呼吸机麻烦或者害怕做手术,希望能够通过吃药解决打鼾问题。

引起打鼾的主要原因一是扁桃体、腺样体等肥大或下颌骨小等解剖结构因素导致咽腔狭窄,另一个是打鼾的患者在睡眠时上呼吸道扩张肌的张力下降,进而导致咽腔塌陷发生狭窄甚至阻塞。对于由第一个原因导致的鼾症,药物治疗一般无效;而对于第二种原因引起的鼾症可以部分通过药物来治疗。鼾症的药物治疗分为以下几种:①改善神经中枢调节、增加上呼吸道肌肉张力的药物,例如乙酰胆碱酯酶抑制剂和5-羟色胺相关药物;②增加通气动能的药物,例如茶碱和纳洛酮;③减少气道阻力的药物,例如氟替卡松和白三烯受体拮抗剂类;④促觉醒类药物如莫达非尼等。

但到目前为止,还没有足够的证据支持某种药物能广泛应用于鼾症的治疗,没有一种药物能代替经典的治疗方法——呼吸机的治疗作用。因此,目前针对打鼾并没有切实可靠的药物可以取得理想的治疗效果。

(易红良)

115. 咽炎老是复发怎么办

慢性咽炎病程长、易复发、症状顽固、不易治愈。从病理学上,慢性咽炎可分为慢性单纯性咽炎、慢性肥厚性咽炎、萎缩性及干燥性咽炎、慢性过敏性咽炎和慢性反流性咽炎。针对治疗来讲,首先是去除病因。戒除烟酒、改善工作和生活环境(避免粉尘及有害气体)、积极治疗鼻和鼻咽部慢性炎症、有胃食管反流者服用抑酸制剂、纠正便秘和消化不良、治疗全身性疾病以增强抵抗力等,对慢性咽炎的防治甚为重要。

其次是局部治疗。慢性咽炎以局部治疗为主。慢性单纯性咽炎常用复方硼砂溶液、呋喃西林溶液、2％硼酸液含漱,或含服碘喉片、薄荷喉片等治疗咽部慢性炎症的喉片。慢性肥厚性咽炎除上述药物治疗外,还可以对咽后壁隆起的淋巴滤泡进行治疗,可用化学药物或电凝固法、冷冻或激光治疗法等。萎缩性咽炎可用2％碘甘油涂抹咽部,可改善局部血液循环,促进腺体分泌。慢性过敏性咽炎应避免接触各种可能的过敏原,应用抗组胺类药物或肥大细胞稳定剂,局部或短期内全身应用糖皮质激素及免疫调节剂等。慢性反流性咽炎应避免食用促进胃酸分泌的食物,如巧克力、辛辣刺激的食物等来减少咽喉部反流情况以减少对咽部黏膜的刺激;睡前3～4小时控制进食进水量。在慢性咽炎的一般处理基础上可用胃酸抑制剂及胃黏膜保护剂配合治疗,同时积极治疗胃部疾患。另外,中医认为可用双花、麦冬适量,加胖大海二枚,用开水泡代茶饮之。

（孙臻峰）

—— 专家简介 ——

孙臻峰

孙臻峰,主任医师、硕士生导师,上海交通大学附属第一人民医院耳鼻咽喉-头颈外科科室执行主任。

擅长咽喉肿瘤、甲状腺肿块、鼾症等咽喉头颈疾病的手术治疗以及过敏性鼻炎等鼻部疾病的诊治。

116. 咽部异物感是慢性咽炎吗

慢性咽炎为咽部黏膜、黏膜下及淋巴组织的慢性炎症,常为上呼吸道慢性炎症的一部分。多见于成年人，儿童也可出现。大部分患者因为咽部不适感前来就诊，如异物感、烧灼感、干燥感、痒感、刺激感和轻微的疼痛等。由于咽后壁常有较黏稠的分泌物刺激，以及由于鼻、鼻窦、鼻咽部病变造成夜间张口呼吸，患者常在晨起时出现刺激性咳嗽，严重时可引起恶心。由于咽部异物感又可表现为频繁吞咽。这种"咳不出来又咽不下去，恶心干呕"的症状，严重影响生活质量。咽部分泌物少且不易咳出者常表现为习惯性的干咳及清嗓子咳痰动作，若用力咳嗽或清嗓子可引起咽部黏膜出血，造成分泌物中带血。上述症状因人而异，轻重不一，往往在用嗓过度、受凉或疲劳时加重。全身症状一般均不明显。

虽然慢性咽炎较为常见，但不可只根据上述症状轻易下诊断，还应排除鼻、咽、喉、食管和颈部的隐匿性病变，这些部位早期恶性病变仅有与慢性咽炎相似的症状，因此应做全面、仔细的检查，以免误诊。

（孙臻峰）

117. 夜里睡眠打鼾和喘鸣声是一回事吗

老王近几个月睡眠时感呼吸不畅且有响声，并渐加重，因为以前老王睡眠有点打鼾，家人认为老王年纪大，胖了，打鼾加重了，故老王本人及家属均未重视。近日白天也有感呼吸不畅且有喘鸣声，即赶到医院就诊，经医院检查发现，老王患有声门下气管上端肿瘤，声门下气管明显狭窄，引起呼吸困难，并发出喉气管喘鸣声，医生告知如不及时就医，这种肿瘤会引起窒息，将危及生命。医院立即为老王进行了手术治疗。

那么如何区分睡眠打鼾和喘鸣呢？打鼾是一种普遍存在的睡眠现象，是上呼吸道(鼻腔、鼻咽、口咽、舌根平面)由于肥胖、解剖结构或疾病因素变窄，加之睡眠时肌肉松弛，上呼吸道软组织塌陷，造成上呼吸道变窄而引起的气流声，其声音频率相对低，音粗，响度随呼吸道窄加重而加重，一旦上呼吸道软组织塌陷引起呼吸道阻塞，就伴呼吸暂停，当呼吸暂停导致缺氧时，大脑会觉醒，肌肉紧张，上呼吸道软组织塌陷缓解，又出现有节律的鼾声，循环往复。但白天，人清醒，肌肉紧张，上呼吸道软组织无塌陷，故无打鼾。打鼾是健康的大敌，使睡眠呼吸反复暂停,造成机体严重缺氧,形成低氧血症,而诱发高血压、心律失常、心肌梗死、心绞痛。夜间呼吸暂停时间超过 120 秒容易在凌晨发生猝死。

喘鸣声是指喉腔或气管变窄而出现的伴随吸气困难的气流声,多半是喉气管炎症水肿、肿瘤、声带麻痹等疾病引起,其白天、夜晚均有,平卧时加重,也造成缺氧,发病可加速加重,严重时会窒息,危及生命。因此,无论是睡眠打鼾还是喘鸣声,都需要及时就医。

（温　武）

—— 专家简介 ——

温　武

温武,主任医师、教授、研究生导师,海军军医大学附属长海医院耳鼻喉科主任医师。

擅长咽喉嗓音及颈段气管外科、耳鼻咽喉头颈肿瘤外科及鼾症的手术治疗,在耳鼻咽喉科内窥镜及微创技术方面有较高的水平,并开展了多项咽喉新技术。

118. 声带息肉是如何发生的，如何预防

声带息肉多为发声不当或用嗓过度,音高(声音频率)、音强(声带张力高)、音时(用声的时间)超过本人能力范围所致。可继发于上呼吸道感染、急性喉炎等,也可因一次强烈发声引起。本病多见于职业用声或过度用声的人(教师、销售人员等)。

预防声带息肉应加强用嗓卫生,应该注意下面几点:①在变声期、月经期、妊娠期时,声带组织娇嫩,易损伤,且创伤后不易恢复,这些期间要注意声音休息;②改变不良生活习惯,如禁烟、酒,减少辛辣、过冷、过热饮食;③要改掉清嗓的习惯,这个动作使声带瞬间严重拉紧,容易造成声带损伤;④感冒时要注意声音休息,尤其是感冒出现声嘶后,或者已经诊断为喉炎时应尽早治疗;⑤不要大声喊叫,不要做超过本人发音能力范围的用声;⑥喉肌疲劳情况下易发生声嘶,喉肌疲劳一般较难恢复,职业用声者在练声时要注意休息;⑦加强劳动防护,对生产过程中的有害气体、粉尘等需妥善防护。

特别提醒

在药物和手术治疗外,最重要的是要注意掌握正确的嗓音训练方法及发音习

惯。若发声习惯仍得不到正确的纠正，即使手术，病变仍有可能再次发生。

（关　建）

119. 什么情况下需要做扁桃体手术

（1）对于反复发作的急性扁桃体炎应先抗生素治疗，在急性期过后考虑扁桃体切除术。

（2）引起急性扁桃体周围脓肿者，可在脓肿期直接切除患侧扁桃体，能够迅速解决剧痛、吞咽困难等症状，促进恢复。

（3）当引起急性中耳炎、鼻-鼻窦炎、喉气管炎、肺炎、关节炎、心脏炎症、肾炎、睾丸炎、亚急性甲状腺炎、风湿热等并发症时，扁桃体可能已成为全身病变的病灶，可考虑切除。

（4）扁桃体过度肥大，妨碍吞咽、呼吸和言语时可考虑切除。儿童扁桃体肥大往往伴有腺样体肥大，引起阻塞性睡眠呼吸暂停综合征，表现为睡觉时打鼾、张口呼吸、缺氧，睡眠质量差，精神不振。

（5）发生扁桃体角化症、扁桃体表面的乳头状瘤、扁桃体癌等时需予以切除。

（6）其他诊断性治疗时。

需要注意的是，急性扁桃体炎期间不宜手术，一般在发作后 2 周后手术比较好；老人和 4 岁以下幼儿，如无特殊情况，一般不做扁桃体切除术；妇女月经期或经前数天，凝血功能差，亦不宜手术。

（彭　浒）

120. 扁桃体炎的危害有哪些

扁桃体炎是耳鼻咽喉科常见病，按病程分为急性和慢性扁桃体炎。主要致病菌为乙型溶血性链球菌，其他病菌和病毒也可引起本病。病原体可通过飞沫、食物或直接接触而传播，具有一定传染性。

急性卡他性扁桃体炎多由病毒引起，病变程度较轻，扁桃体表面黏膜充血肿大，无明显化脓，全身症状亦较轻。急性化脓性扁桃体炎全身症状较重，常有恶寒高热、疲乏无力、头痛、食欲差，小儿可有抽搐、呕吐、昏睡，扁桃体表面点状或大片化脓，可伴肥大。急性扁桃体炎的局部症状主要为咽痛乃至吞咽困难，说话含糊不清,有时可伴有耳痛、耳闷、听力下降。

反复发作的急性扁桃体炎可引起慢性扁桃体炎,表现为反复咽痛、易感冒、咽部不适、口臭,扁桃体肥大可引起呼吸或吞咽困难,脓性分泌物被咽下进入消化道可引起胃肠不适。长期炎症时扁桃体可发生纤维化而萎缩,体积虽小,危害却更大且容易被忽视。

扁桃体炎的危害除了本身的局部炎症,还可引起诸多并发症。急性扁桃体炎症可直接侵犯邻近组织,引起扁桃体周围脓肿、咽后脓肿、咽旁脓肿、急性中耳炎、鼻-鼻窦炎、喉气管炎、肺炎等。需要注意的是,链球菌可引起全身免疫反应,还可能引起急性关节炎、心脏炎症、肾炎、睾丸炎、亚急性甲状腺炎、风湿热等诸多并发症。

（彭　浒）

121. 发热、喉咙痛，吃消炎药无效怎么办

"喉咙痛"是耳鼻喉科门诊常见的就诊症状,一般以急、慢性咽喉炎为主。如果主要以发热、吞咽疼痛、声音嘶哑为主要表现症状,且服用消炎药又没有效果,那就要考虑咽喉的非炎症性疾病,若有肺结核的病史,考虑为咽喉部结核可能。

结核病是以结核杆菌为致病菌,以呼吸道为主要传播途径的传染病。它可以发生在人体各个脏器,常见为肺部,可发生于咽喉部、肾脏、男性睾丸、脊椎及骨关节、腹腔肠系膜等。近几年来全球及我国结核患者发病率有上升趋势。咽喉结核是由结核杆菌感染引起的以咽喉部组织肉芽肿形成和细胞介导的变态反应为特征的慢性特异性感染性疾病,是一种常见的肺外结核。近年来随着结核病的全球蔓延,结核耐药菌株不断产生,咽喉结核新发病例也呈增加趋势。由于咽喉结核患者早期症状、体征不明显,缺乏典型的发热、乏力、消瘦、盗汗等全身结核中毒症状,多以声音嘶哑、咽喉疼痛首诊于耳鼻喉科。针对考虑为咽喉部结核的患者,重视胸部影像学检查的同时,还需要检查血沉,分泌物涂片查找抗酸杆菌,PPD、OT 试验等,必要时行病理学活组织检查确诊,以减少误诊机会。

特别提醒

咽喉部结核的发病特点呈现多样化,咽喉结核的全身症状轻,局部症状多不典型。临床症状以声音嘶哑、咽喉不适如疼痛、异物感等为主。对长期低热的小

小"喉咙痛"千万不要麻痹大意。

（孙艺渊）

122. 急性会厌炎为何如此严重

过年前，因劳累、烟酒过量，老张感觉喉咙痛、吞咽困难，以为是普通的喉咙痛，没当回事。第二天，疼痛加剧，并出现气急、呼吸困难，来耳鼻咽喉科急诊，医生诊断为"急性会厌炎"，嘱老张急诊住院治疗。就在这个过程中，老张突然出现面色发紫，呼吸停止。医生急忙为老张作气管切开并抢救才挽回了老张的生命。

那么，老张的"喉咙痛"到底是怎样的疾病呢？会厌位于舌根后方，是一块被覆黏膜的舌状软骨，吞咽时将声门盖住防止食物进入气管。当会厌发生炎症肿胀时会出现吞咽疼痛、困难，进一步加重会阻塞气管开口，出现气急、气喘及呼吸困难，病情可迅速发展，严重时就会出现窒息，危及生命。

急性会厌炎的发病率并不低，儿童和成人均可发病。常见的发病原因为细菌、病毒感染或过敏反应产生，也可继发于邻近器官的炎症。冬春季节气候寒冷，天气变化无常，劳累、抽烟、喝酒过量导致人体抵抗力下降，较易罹患此病。

特别提醒

有些"喉咙痛"切莫当成小事，稍有不慎可能酿成大祸。正确的做法是到专科医生处及时就诊，尽早治疗，以免危及性命。同时，养成良好的、规律的生活作息习惯。避免烟酒及辛辣食物食用过度，增加体育锻炼，增强人体抵抗力，冬春季节尤其注意保暖。请警惕要人命的喉咙痛！

（朱黎伟）

—— 专家简介 ——

朱黎伟

朱黎伟，同济大学附属东方医院耳鼻咽喉头颈外科副主任医师。上海市医学会耳鼻咽喉头颈外科专科分会咽喉学组委员。

擅长咽喉嗓音疾病的微创治疗，鼻内镜下鼻-鼻窦相关疾病的诊疗。

123. 咽喉炎为什么要用治胃病的药

在门诊，常常有患者拿着处方不解地问医生："大夫，我明明得的是咽喉炎，你为什么要给我开治疗胃病的药？"这个问题，需要耳鼻咽喉科的医师给予耐心细致的解释。

首先，患者口中的"咽喉炎"并不是普通意义上的慢性咽喉炎，而是另一种常见的耳鼻咽喉科疾病：喉咽反流。该病又被称为反流性咽喉炎，虽然它和一般慢性咽喉炎的症状很相似，比如咽异物感、声嘶、慢性咳嗽等，但有其特殊的发病机制：胃内容物反流到咽喉部，刺激损伤咽喉部黏膜并引起相应的症状。随着耳鼻咽喉科医师对这一疾病的认识逐渐加深，发现它的发病率很高，可占到耳鼻咽喉科门诊就诊患者的 10％，声嘶患者的近 50％。

以往，喉咽反流常被误诊为慢性咽喉炎，并给予抗生素、清热解毒的中成药等治疗。由于没有针对病因治疗，症状毫无改善。近年来治疗思路因认识到了发病机制而转变：抑酸治疗联合生活方式的改变是目前主流的治疗方法。抑酸治疗主要就是患者所说的"胃药"，它们可抑制胃酸分泌，从而减少胃酸反流进入咽喉部引起的损伤。一般抑酸治疗 1～2 周，症状即可有所改善，整个疗程一般需要 8 周。生活方式的改善也同样重要，避免睡前进食、避免食用刺激性食物、戒烟酒、减肥等。双管齐下才能有效地控制病情。

（汤欣玥）

124. 经常有喉咽反流，会引起喉癌吗

首先，要区分"喉咽反流"和"胃食管反流"这两个不同的概念。喉咽反流是指胃内容物反流入咽喉部引起的一种慢性症状或黏膜损伤，与上食管括约肌功能不良有关。它和胃食管反流不同，后者是下食管括约肌功能异常所致。有学者提出，胃食管反流与食管腺癌有一定的相关性，但是这种类型的肿瘤比较少见。

那么喉咽反流与喉癌有没有关联呢？目前的主流观点认为，喉癌与其他恶性肿瘤类似，可能由多种因素所导致，如吸烟、饮酒、空气污染、病毒感染、理化物质接触等。数个回顾性的临床研究提示喉咽反流可能是癌前病变乃至喉癌的危

险因素之一，但目前尚缺乏前瞻性研究，且没有和正常人群作对照，因而支持这一论点的依据不足。现在仍然没有充分的资料和理论证明两者有明显的关联。但喉咽反流与早期喉癌有相似的症状，如声嘶、咽异物感等，因此不能掉以轻心，有上述症状应及时就诊，排除肿瘤。同时，也不必因为担心癌变而整日忧心忡忡，焦虑或抑郁的心情不利于疾病的康复。要相信，通过适当药物治疗及生活习惯的改变，喉咽反流是可以被控制的。

（周　旭）

—— 专家简介 ——

周　旭

周旭，副主任医师，复旦大学附属中山医院耳鼻喉科咽喉亚专科负责人。

擅长阻塞性睡眠呼吸暂停综合征诊断与治疗，对喉肿瘤切除术、颈淋巴结清扫术、喉内窥镜和鼻内窥镜手术等有较丰富的经验。

125. 术后声音嘶哑、喝水呛咳是怎么回事

患者做完某些手术后出现声音嘶哑、饮水呛咳等情况，这多半是因为术中损伤了支配声带运动的喉返神经或迷走神经而导致声带麻痹，单侧多见。这些手术可能包括：甲状腺手术、颈部动脉体瘤手术、颈段食管手术、肺部手术或心脏手术。若出现这些症状，患者应到医院耳鼻咽喉科行相关检查，尽快诊断。电子喉镜或频闪喉镜检查是必要的。若诊断为单侧声带麻痹，患者可保守观察6～12个月。期间给予神经营养药，一部分患者在6～12个月后声音嘶哑、饮水呛咳的症状可经过代偿而得到改善，不能改善的患者可手术治疗改善发音功能。

若诊断为双侧声带麻痹，则应尽早进行治疗，因这类患者后期可能出现呼吸困难逐渐加重甚至窒息危害生命。目前双侧声带麻痹的治疗包括以扩大呼吸道为主的机械性手术和改善呼吸同时保留嗓音功能的双侧喉返神经修复手术。临床上也可见一部分患者，并没有接受任何手术，也出现声带麻痹，此种情况不能忽视，可能是某些恶性肿瘤，如甲状腺癌、食管癌、肺癌等侵犯神经所致。应详细检查，早期诊治。

特别提醒

若手术是经口鼻插管全麻下进行的，患者术后出现声音嘶哑、饮水呛咳的症

状还有一种可能，即环杓关节脱位。电子喉镜检查若发现两侧杓区不对称可初步诊断。喉肌电图检查可与神经损伤导致的声带麻痹进行鉴别。环杓关节脱位后早期喉镜下行环杓关节复位术效果较好。

（李　孟）

126. 咽部总有异物感，是不是得了"坏毛病"

喉咙里总感觉有东西堵着，这是耳鼻咽喉科就诊患者中常见的症状，很多人担心是否得了"坏毛病"，长了"不好"的东西。其实大部分患者是得了咽异感症。顾名思义，咽异感症是指咽部感觉异常，而不是咽喉里长了肿瘤或癌症。咽异感症除上述的咽部异常感觉外，还可以有团块阻塞感、烧灼感、痒感、紧迫感、黏着感等等。远在宋代，医家对此已有所描述，并称之为"梅核气"。咽异感症临床多见于女性，30～40 岁较多。

引起咽异感症的原因很多，主要为五大类疾病。①咽部疾病。有各种类型的咽炎、扁桃体的病变，咽囊炎，鼻咽、口咽及喉咽的异物、瘢痕，咽后壁淋巴滤泡增生，会厌囊肿，舌扁桃体肥大，异位舌甲状腺等。②咽邻近器官的疾病。常见的有茎突过长、甲状软骨上角过长、喉部疾病、牙龈炎、龋齿、慢性外耳道炎、慢性中耳炎、甲状舌管囊肿、甲状腺疾病(如甲状腺肿、炎症)等。另有报道，原发性口腔干燥症也可引起该症。③远处器官的疾病。较常见的有消化道疾病(如胃-食管反流、反流性咽喉炎等)、心血管系统疾病、肺部疾病，此外，还有膈疝、屈光不正等。④全身因素。常见的有严重的缺铁性贫血、自主神经功能失调、消化不良、痛风、重症肌无力、长期的慢性刺激、甲状腺功能减退、淋巴肉芽肿、球性瘫痪、更年期内分泌失调等。⑤精神因素和功能性疾病。患者常有焦虑、急躁和紧张等情绪，并有"恐癌症"的心理状态、神经官能症及疑病症状的精神病。上述 5 大类疾病才是引发咽异感症的常见原因。

因此，得了咽异感症要放平心态，勿过分关注担忧，平时注意饮食起居，并积极配合医生治疗，消除诱因，以减轻及改善症状。

特别提醒

当然，咽部异物感不等同于咽异感症。极少部分咽部异物感患者确实长肿瘤了，这类患者还可能同时会出现痰中带血、声音嘶哑、进食梗阻、颈部肿物或颈淋巴结无痛性增大融合等表现。因此，有咽部异物感的患者还是应至院进行细致的检查鉴别，特别是有上述症状并持续加重的患者必须尽早行咽、喉、头颈、上消化道等部位的检查，以防漏诊、误诊，延误治疗。

（张　弢）

—— 专家简介 ——

张　弢

张弢，副主任医师，上海中医药大学附属曙光医院耳鼻咽喉科副主任医师，中国中西结合学会耳鼻咽喉科分会青年委员。

对中西医结合治疗慢性咽炎、变应性鼻炎、急慢性鼻-鼻窦炎等有独到的见解和治疗方法。

127. 检查发现会厌囊肿，需要立即手术吗

会厌囊肿是会厌黏膜下的囊肿，为耳鼻咽喉科常见疾病，属于喉囊肿的一种。多发生于会厌舌面及会厌谿。常由咽喉部组织的慢性炎症、机械刺激等，引起喉部黏膜下黏液腺管分泌受阻、腺内分泌物潴留所致。部分也可因为先天发育畸形导致腺腔扩张。囊肿较小时多无症状或仅有轻微咽部不适、异物感，一般在喉部检查时发现。

确诊会厌囊肿后该怎么办呢？一般来说，会厌囊肿是良性肿物，几乎不存在恶变风险，生长速度因人而异。许多患者因为同时伴有慢性咽炎，存在的咽喉不适症状如咽部异物感、梗阻感也不一定完全由会厌囊肿导致。一般来说，药物保守治疗对于会厌囊肿通常无效，治疗方式为手术切除。临床上主要依据囊肿大小及生长部位的不同以及患者的主观要求采取不同的临床策略。如果囊肿比较微小，不是生长于会厌喉面，我们可以观察随访。如果囊肿较大，且呈进行性增大，存在阻塞气道或者诱发会厌急性感染可能的情况下，建议手术切除治疗。对于一些心理负担过重的患者，原有的症状往往会在得知会厌囊肿的同时逐步加重，在交代清楚病情的前提下，手术切除囊肿也不失为较好的治疗方案。此外，养成良好的生活习惯、适当锻炼、避免劳累和感冒、保持口腔卫生、忌烟酒及辛辣刺激食物，对预防会厌囊肿发生有一定意义。

（邹文燕）

128. 扁桃体周围脓肿与扁桃体化脓有什么区别

扁桃体位于咽部两侧,中医称为"乳蛾",形似"草莓",表面一个个隐窝内常存留着某些病原体。当人体抵抗力降低时,病原体大量繁殖,毒素破坏隐窝上皮,细菌侵入其实质而发生扁桃体炎。

扁桃体周围脓肿为扁桃体炎的局部并发症,常继发于急性扁桃体炎,尤其是慢性扁桃体炎急性发作。细菌或炎性产物破坏上皮组织向深部侵犯穿透扁桃体被膜进入扁桃体周围间隙而致病。本病多见于青、中年,常单侧发病,其疼痛程度远甚于扁桃体炎,疼痛常向同侧耳部或牙齿放射,伴吞咽困难,唾液在口内潴留,甚至外溢。患者可言语含糊不清,头偏向患侧,重症患者因翼内肌受累而有张口困难。

治疗原则是早期足量抗生素及适量的激素控制炎症,若脓肿形成需切开引流。平时要注重锻炼身体,受凉、潮湿、过度劳累、烟酒过度、有害气体刺激等均可诱发本病。若多次复发则需切除扁桃体以绝后患。

(何刚迅)

—— 专家简介 ——

何刚迅

何刚迅,副主任医师,上海交通大学医学院附属瑞金医院耳鼻咽喉科副主任医师。

擅长鼻内镜手术、鼾症及咽喉部各类疾病治疗。

嗓｜音

129. 声音嘶哑是病吗

严格来讲，声音嘶哑仅仅是一种喉部疾病的表现，由某种或多种因素或者疾病造成，因此医生往往要求声音嘶哑的患者做一些咽喉以及相关部位的检查，找出发病的原因。

声音嘶哑常常表现为音量的改变（说话声音弱、发声不持久、长时间发声后容易疲劳等），音调的改变（过高、过低、忽高忽低或者唱高音乏力等），音色的改变（沙哑、粗糙、嘶哑尖厉、突然中断等）以及一些发声时的伴随症状（异物感、烧灼感、刺痛感、紧张感、呼吸困难等）。声音嘶哑大多数是临时发生的，比如感冒、疲劳或过度讲话、唱歌后；有些则是慢慢出现并加重，此时往往会有一些潜在的原因，比如声带小结、声带息肉等；另外还有一些相对少见的原因，如颈部肿瘤、中风（脑卒中）后遗症或者甲状腺、纵隔手术时的损伤等。

声音嘶哑往往好发于用声较多的人群，如教师、售货员、歌唱者等。另外，长期吸烟饮酒或者嗜好酸辣饮食的人也容易出现声音嘶哑。因此，保护嗓音健康提倡戒烟戒酒、清淡饮食并且注意用声得当。

特｜别｜提｜醒

声音嘶哑是一种比较主观的判断，普通患者很难区分是否严重或者需要治疗，对于超过 2 周还没有恢复的情况，建议到正规医院耳鼻咽喉科就诊，由专业的医师来判断是否需要进一步检查或者治疗，以免延误病情。

（徐成志）

130. 声音嘶哑要紧吗

我们在生活和社交中离不开言语交流，说话是彼此交流必不可少的方式，爱嗓护嗓非常重要。发音不当、过度用嗓、着急上火、不良嗜好都可以引起"声音嘶哑"。一般声带充血、水肿常常可通过中西医结合进行保守治疗，如遇久治不愈的结节或形成息肉也可以通过喉显微手术康复。值得重视的是声带白斑、过度角化、病理性不典型增生等则需术后密切随访，以免耽误进一步诊治。早期的声带肿瘤往往可以通过微创手术治疗，并不影响发音功能。如果拖延病情，不仅增加痛苦，难免影响到清晰发音，甚至不能说话。

特别提醒

预防声音嘶哑很重要。切忌过度用嗓、高声喊叫、连续熬夜、用力咳嗽清嗓、辛辣饮食及烟酒刺激，当感冒、着急上火时应适当禁声，因工作需要经常说话者应避免大声高喊。

（葛荣明）

131. 什么是误用或滥用嗓音，其结果将会如何

误用和滥用嗓音是导致声音嘶哑最主要的原因之一。嗓音误用是指发声方法不正确，是"质"的问题，常常表现为发声时过度用力，导致发声、呼吸、共鸣及构音器官肌肉的自主协调发生紊乱。比如高声喊叫、发口令、训斥孩子、靠咽喉部用力发高音歌唱等。另外在教学、销售等用嗓较多的工作中，如果说话单调生硬，也容易让声带在固定频率下工作疲劳，导致嗓音问题。嗓音滥用是指发声强度、时间等的过度，是"量"的问题。讲话声音过响、时间过长均易使声带受到损害。如教师长时间讲课、商贩大声叫卖、感冒后发声无力仍勉强用嗓、过度咳嗽和清嗓、运动会或庆典狂欢等等。

嗓音误用及滥用，会形成不良发声习惯。这种过度用力发声的方法，不符合正常发声的生理行为，使发声效率下降，继而更加用力发声，导致恶性循环；同时也会形成过度急促的呼吸方式，对声带黏膜造成损伤。长此以往，将不断加重发声困难，也容易引发声带小结、声带息肉等嗓音疾病。

（徐成志）

132. 为什么说咽喉反流是嗓音的隐形破坏者

喉咽反流是由于胃内容物反流到咽部，刺激损伤咽喉部黏膜并引起相应的症状。喉咽反流在人群中的发病率非常高，可占到在耳鼻咽喉科门诊全部就诊患者中的 10％，声嘶患者的 50％。有许多难治性声嘶可能就是由于咽喉反流性

疾病所致。

咽喉反流可能导致咽部异物感或癔球感、声嘶及发音困难、慢性咳嗽(多为刺激性干咳),还有清嗓、咽痛、呼吸困难、口臭、咽部黏性分泌物增多、咽干等症状。

反流症状指数评分量表对于咽喉反流导致的主要症状按照严重程度进行评分,高于 13 分为阳性。这个评分量表与咽喉 pH 测定诊断咽喉反流相似度较高,可以为医生诊断与治疗咽喉反流性疾病提供一个有力工具。

(白广平)

133. 如何区分急性喉炎与慢性喉炎

声音嘶哑的原因有很多种,反复间断性发作最常见的是喉炎。喉炎又分为急性喉炎和慢性喉炎。

急性喉炎大多继发于上呼吸道感染,有时大声喊叫、过度用嗓、剧烈咳嗽也可引起急性喉炎。急性喉炎最重要的治疗措施是声带休息,不发声或尽量减少发声次数及发声强度,减少由于发音造成的双侧声带运动、互相摩擦引起的声带水肿。治疗方法一般同上呼吸道感染治疗,必要时加用糖皮质激素,可迅速消除喉部黏膜水肿,减轻声音嘶哑的程度。大多数是可以治愈的。

慢性喉炎是声音嘶哑的病程超过 3 个月,炎症波及黏膜下层及喉内肌。除了声音嘶哑外,还常感觉有痰液黏附,说话前常需清嗓或咳嗽以清除黏稠痰液。主要病因是急性喉炎反复发作,治疗主要是药物治疗、禁声、嗓音训练等。常见的预防方法:避免用声过度、发声不当;避免急性喉炎反复发作;积极治疗邻近器官的感染;减少胃食管反流等。应防止以耳语代替正常发声,因耳语声造成声门下压力增大而并不能达到声带休息的目的。

(沈志豪)

—— 专家简介 ——

沈志豪

沈志豪,副主任医师,上海市嘉定区中心医院耳鼻咽喉科主任,上海市医学会耳鼻咽喉头颈外科专科分会青年委员。

擅长咽喉声带病变手术及中耳显微外科技术。

134. 声带突肉芽肿的常见病因是什么，需要手术吗

声带突肉芽肿的常见病因有以下几种：①不良的发声行为，用声过度、慢性咳嗽、频繁清嗓等不良习惯导致的损伤。②胃食管反流性疾病。③气管插管导致的损伤。④其他诱发因素，如烟酒过度、粉尘污染、变态反应、慢性鼻咽炎等。

声带突肉芽肿一般不需要手术，但因为其病因的复杂多样性，决定了其治疗的针对性和综合性。具体如：①语音治疗，尽可能禁声，矫正不良发声方法。此法治疗简便，但治疗时间长，重在患者的长期坚持。②吸入皮质激素。③抗胃食管反流性疾病治疗，质子泵抑制剂是目前治疗胃食管反流性疾病的首选药物。④中药治疗。⑤手术治疗，但手术不能作为治疗的首选方法，只有当肉芽肿巨大，堵塞气道，或临床诊断不明需获得明确病理诊断，以及其他保守方法治疗无效时才考虑手术。⑥其他治疗。

（何士方）

—— 专家简介 ——

何士方

何士方，副主任医师，上海交通大学医学院附属瑞金医院耳鼻咽喉科副主任医师。兼任上海交通大学医学院附属瑞金医院卢湾分院耳鼻喉科主任。上海市中西医结合学会耳鼻喉科分会委员。擅长治疗鼻-鼻窦炎、嗓音及咽喉部疾病。

135. 什么是任克水肿

任克水肿是慢性喉炎的一种，是过度用嗓和声带损伤而引起的疾病。

声嘶为主要临床症状，较重时可致失音，音调低沉而单调。同时伴有发音疲劳及咽喉部异物感，引发频繁的清嗓症状。严重的水肿可使患者感觉憋气和异物感，并出现不同程度的呼吸不畅甚至呼吸困难。本病最佳的检查方法是喉镜。在喉镜下可见双声带呈鱼腹状肿胀，半透明，表面光滑。本病发病原因至今尚不明确，一般认为长时间吸烟和滥用声音可以引起。用声不当、慢性刺激（烟酒、粉尘、有害气体等）、慢性疾病（肾炎、肝炎、甲状腺功能减退）等因素也与任克水肿有关。主要治疗方法是显微镜下手术。

（沈志豪）

136. 什么是声带沟

声带沟是指膜性声带上有一条与声带游离缘相平行的沟样凹陷,长短、深浅不一,可位于单侧或双侧。因妨碍声带内收,改变声带振动模式,从而出现声嘶、变调、发声困难、声门闭合不全等为主要症状的一种疾病。在临床上并不多见,病因可能与先天性声带发育异常或后天的感染、创伤以及声带萎缩有关。发病无明显性别差异,多见于青年人。

声带沟分为 3 型,其中Ⅰ型是生理型,无声嘶,喉镜下显示黏膜沟,但声带振动正常或影响轻微,故为假性声带沟。Ⅱ型和Ⅲ型是病理型,有声嘶,喉镜下显示黏膜沟病变至声带固有层,声带振动受影响,故为真性声带沟。

假性声带沟一般无需治疗。真性声带沟的保守治疗有 B 族维生素、腺苷三磷酸和糖皮质激素疗法,神经刺激剂注射疗法;外科治疗主要有喉显微手术,如声带沟内脂肪或筋膜填充术、声带沟切除术,以及术后嗓音训练等。

(陶兴罡)

—— 专家简介 ——

陶兴罡

陶兴罡,副主任医师,上海交通大学附属第一人民医院宝山分院耳鼻喉科副主任。上海市医学会耳鼻咽喉头颈外科专科分会嗓音学组成员,上海市中医药学会中医耳鼻咽喉科专业委员会委员,中国中西医结合学会耳鼻咽喉科专业委员会委员。擅长鼻内镜下鼻窦手术、喉部显微手术、耳部显微手术等。

137. 什么是声带麻痹，常见病因有哪些

各种神经源性损害引起的声带运动受限称为声带麻痹。引起声带麻痹的病因主要分为中枢性和外周性。

中枢性病因:脑出血、脑外伤、帕金森病、延髓肿瘤、脑脊髓空洞症、小脑前下动脉血栓等;迷走神经颅内段受损也可引起声带麻痹。

外周性病因(按病因性质可分为):①外伤,包括颅底骨折、颈部外伤、医源性外伤(如甲状腺手术、胸腔纵隔手术、侧颅底颈部手术等);②肿瘤,鼻咽癌颅底侵

犯或咽旁间隙转移可压迫迷走神经,颈部转移性癌、甲状腺癌、颈动脉体瘤等压迫或侵犯迷走及喉返神经,胸腔段喉返神经受主动脉瘤、肺癌、食管癌、转移癌等压迫;③炎症,白喉、流感等传染病,重金属中毒、急性风湿病、麻疹、梅毒等均可能导致喉返神经周围神经炎。此外,不明原因导致的神经脱髓鞘病变也可导致特发性声带麻痹。

(陈东辉)

—— 专家简介 ——

陈东辉

陈东辉,副主任医师,海军军医大学附属长海医院耳鼻喉科副主任医师。

中华医学会耳鼻咽喉-头颈外科学分会青年委员兼嗓音学组委员,上海市医学会耳鼻咽喉头颈外科专科分会青年委员会副主任委员兼嗓音学组秘书。

主要从事咽喉嗓音外科和头颈外科工作。

138. 痉挛性发声障碍是怎么回事

痉挛性发声障碍是一种喉部肌群的肌张力障碍,其病因是神经性的。困扰这类患者的主要问题是喉肌的不自主收缩导致的嗓音紧张、中断,发声费力。目前尚无根治的方法。肉毒素注射可在短期内(通常 3 个月左右)使痉挛的肌肉失神经支配,缓解嗓音症状,是目前最主要的治疗手段。嗓音训练可以通过放松发声、调整音调,消除发声时其他肌肉不必要的紧张,使发声相对轻松,减少断音频率。但由于效果有限,嗓音训练多作为辅助治疗手段使用。

(魏春生)

—— 专家简介 ——

魏春生

魏春生,主任医师,博士生导师。复旦大学附属眼耳鼻喉科医院耳鼻咽喉头颈外科主任医师。擅长嗓音外科的基础和临床工作。

139. 什么是男声女调、女声男调和"娃娃音"

男声女调是指男性在变声期后声音尖细、音调偏高,发音类似女声的情况。

患者在学校、单位容易招致他人的不理解和嘲笑，妨碍个人的社交，甚至影响正常的学习、工作。在确认患者第二性征（如喉结、胡须等）未受影响，声带的结构和生理功能正常后，绝大多数男声女调可以通过嗓音训练较快治愈。

女声男调指女性说话音调较低，近似男声。嗓音训练是处理此类情况的首选手段——循序渐进地提高音调说话，并用共鸣嗓音保持轻松、自然地发声，最终使患者的音调进入女性音调范围。

"娃娃音"通常指一些女子说话音调高，爱拖音，较多地使用高度女性化的语言、语气词等，听起来嗲声嗲气。这可以理解为个人说话的风格、腔调，不是病理性的。只有在本人有意愿改掉"娃娃音"的情况下，才有必要通过嗓音训练进行干预。

（魏春生）

140. 声带注射手术适用于何种喉部疾病治疗

声带注射手术分为两类，一类是声带内药物注射术，用于慢性肥厚性喉炎、声带小结、声带息肉和声带任克水肿、血管瘤以及痉挛性发音障碍；另一类是声带注射填充术，用于单侧声带麻痹、声带沟、声带缺损、声带萎缩、弓形声带、声带瘢痕等。

该手术可以在局麻电子喉镜或硬管喉镜引导下进行，术中视野清晰，操作准确，在手术过程中可动态观察声带的活动，此术式创伤小、恢复快，费用不高，尤其适合需进行多次治疗的患者。不过局麻手术需要患者的配合，如果患者合并有其他声带病变，或者局麻无法配合，则可以采用全麻下声带注射。

（方　勤）

—— 专家简介 ——

方　勤

方勤，副主任医师，上海浦东新区公利医院耳鼻咽喉科副主任医师。

上海市医学会耳鼻咽喉头颈外科专科分会嗓音学组委员，浦东新区医学会耳鼻咽喉科专业委员会青年委员兼秘书。

擅长咽喉嗓音疾病诊治。

141. 喉激光手术安全吗

喉激光手术如果按照严格的操作流程来进行是比较安全的。操作不当还是容易引起一系列并发症。如手术视野周围的热损伤、呼吸道内燃烧(爆)、激光术后的粘连和肉芽等。

（孙广滨）

142. 如何选择中药或中成药治疗声音嘶哑

声音嘶哑的中医病名称为"喉喑"，本病初期多为实证，临床辨证多属风寒、风热或肺热壅盛，肺气不宣；病久则多为虚证或虚实夹杂证，临床辨证多属肺肾阴虚、肺脾气虚或血瘀痰凝，致使喉窍失养。治疗上，在辨证用药的基础上应注意配合利咽开音法的运用。

声音嘶哑应根据分类进行治疗。首先必须排除器质性病变引起的声音嘶哑，如声带结核、喉癌、咽部异物、重症肌无力等，此类声嘶应及时就医，针对原发病进行诊治。除此之外，不同种类的单纯性声嘶也应辨证论治。以下择一些常见声嘶的中药及中成药疗法作一简要介绍。

急性声音嘶哑：伴有恶寒、发热、全身疼痛、咳嗽、咳痰、咽喉肿痛等。多见病毒性呼吸道感染、急性单纯性喉炎、急性声门下喉炎等。治宜清热解毒、疏风利咽，可用利咽汤水煎服。中成药可选上清丸、利咽灵。

慢性声音嘶哑：多见有咽喉疼痛，如有痰吐之不出，咽之不下，咽喉干燥。严重时会出现声带小结或声带息肉。治宜滋阴润喉、利咽散结，药用润喉汤方水煎服。中成药可选养阴丸、复方鱼腥草滴丸。

发声困难：病情由轻至重，喉咙里有异物感或有吞咽困难。多为咽部严重疾病，持续 2 周以上应及时到医院诊治。治宜清热利咽、消肿散结，药用利咽消瘤汤水煎服。中成药可选消瘤丸、猴枣散。

无论何种声嘶，治疗期间均应避免过度发声。同时避免受凉感冒、避免冷饮及食用辣烫食物。在我国丰富的医药资源中，有许多中药及中成药对治疗咽喉疾病具有良好的疗效。

（叶　青）

叶　青

叶青，主任医师，上海市第七人民医院耳鼻喉科主任医师、教学处教学督导主任。上海市中医药学会中医耳鼻咽喉科专业委员会委员，上海市医学会耳鼻咽喉头颈外科专科分会委员会嗓音学组成员。擅长咽喉疾病的诊治。

143. 什么是嗓音训练

嗓音训练是通过改变用嗓行为，锻炼喉部肌群来缓解、治愈嗓音问题的治疗手段，与手术干预和药物治疗构成了嗓音疾病的主要治疗手段。嗓音训练由言语治疗师执行，主要用来消除嗓音问题中和发声方式、用声习惯相关的因素，因此特别适合治疗与用嗓行为关系密切的嗓音问题，比如男声女调、肌紧张性发声障碍、声带小结、充血性息肉。嗓音训练还可以治疗喉部结构未见异常，但声音嘶哑甚至失声的问题。这些问题有的是心理因素导致，有的原因不明。如果问诊时发现有心理因素，言语治疗师应引导患者充分表达、倾诉心中顾虑，继而诱发其非语音发声（如哭笑），再从非语音发声逐步过渡到语音发声。对于原因不明的，可直接尝试各种非语音发声（如咳嗽、清嗓、漱口、哭笑），诱发声带振动后，逐步过渡到元音、音节、词句等语音发声。嗓音训练对于各类声门闭合不全（如老年喉、发声轻细无力、单侧声带固定）效果较佳。最后，嗓音训练通过帮助患者习得、应用一些特殊的呼吸方法，可以改善、消除声带矛盾运动（即吸气时声门打开不充分甚至内收）导致的呼吸困难。

（魏春生）

144. 日常生活中如何保护嗓音

（1）健康饮食：建议清淡饮食，不要多吃煎炸腌制品。某些食物可能会使呼吸道的黏液变稠厚，或刺激胃酸分泌，这些食物对声带是不利的，如辛辣油炸类食物，浓茶、咖啡、巧克力、冷饮、含酒精饮料等，要尽量少吃。

（2）健康呼吸：不要吸烟。吸烟会刺激你的声带产生炎症反应，久而久之还会增加患喉癌的风险。应当提醒注意的是，吸二手烟也可能对嗓音有害。雾霾天气外出需戴口罩。

（3）保湿保暖：声带保湿很重要。建议每天喝 6～8 杯水。水有助于保持你的声带湿润和排除声带表面黏稠分泌物。在湿度比较低的时候建议使用加湿器。职业用嗓人员建议购买家用雾化器，每日雾化吸入 2 次，每次 15 分钟。天冷外出时注意颈部保暖并戴口罩。

（4）正确用嗓：用舒适音讲话，不要尖叫或歌唱时勉强飙高音，这些动作可使声带振动频率超常，加重声带损伤。耳语声可能会导致过大的空气压力冲击声带，也应当避免。若要进行较高强度的演讲、呼喊、歌唱，请预热您的嗓子，就像运动前没有预热运动，肌肉容易拉伤一样，没有经过用嗓预热活动就高强度发声对声带是有害的。在嘈杂的环境说话为了让对方听清楚，会不自觉地加大嗓门，因此，当必须在这种环境讲话或需要与一大群人交谈时，请使用麦克风。

（5）学会声休：要学会休息您的声带，也就是让疲劳的发音肌肉歇一歇，然后再回到正常的说话。只要感觉自己发音疲劳或不适了，就说明过度用嗓或发音方法不当了，需要及时声休。在生病、受凉或疲劳时也要尽量声休。

特别提醒

保持心情愉快和良好充足的睡眠是嗓音保健的基础。适当运动可以增强体质，减少咽炎、喉炎的发生，并增加肺活量。频繁咳嗽和清嗓也会引起声音嘶哑，建议及时就医。如果出现声音嘶哑持续 2 周以上、发音容易疲劳、发音障碍、过敏等问题请及时就医。

（赵　霞）

—— 专家简介 ——

赵　霞

赵霞，主任医师，复旦大学附属华山医院耳鼻咽喉头颈外科主任医师。

擅长喉显微手术、鼻内镜鼻中隔手术，嗓音言语疾病、阻塞性睡眠呼吸暂停综合征、眩晕等疾病的诊断及综合治疗。

小｜儿｜

145. 小儿打鼾是不是病

很多家长认为孩子打鼾不是病，甚至还认为打鼾是"睡得香"的标志，这是大错特错的。儿童睡眠打鼾，主要是上呼吸道由于各种原因产生阻塞、变窄，从而引起睡眠时出现憋气、缺氧的状态，可对大脑和心脏等器官造成损害，使孩子的注意力、记忆力下降，智力发育产生障碍；睡眠打鼾还可以直接导致生长激素分泌下降，使孩子生长发育缓慢。另外，长期打鼾伴张口呼吸还会导致颌面骨发育障碍，颌骨变长，腭骨高拱，牙列不齐，缺乏表情，从而出现"腺样体面容"。如伴发细菌感染，则容易引发慢性鼻窦炎、中耳炎、口臭等，影响孩子的生活和学习。

儿童打鼾分先天性和后天性两种。先天性是由于胚胎发育障碍或者宫内感染引起出生时上呼吸道狭窄阻塞，从而导致睡眠时"鼾声如雷"。后天打鼾的孩子多因扁桃体肥大和/或腺样体肥大引起。孩子反复出现扁桃体感染，可能造成扁桃体增生肥大；鼻咽部反复受到气流、感染或者鼻部过敏反应的刺激，就会导致腺样体肥大，从而堵塞上呼吸道，造成睡眠呼吸不畅。一小部分孩子打鼾是由于肥胖导致的，其脖颈粗短、舌根和咽部黏膜下都比普通孩子堆积更多的脂肪，从而造成气道狭窄而打鼾。

打鼾的事情可大可小，家长应对孩子打鼾的问题高度重视，如果有相关症状出现，应尽早就诊，明确诊断，及时治疗。

（许政敏　张云飞）

146. 扁桃体、腺样体长在什么位置，有什么作用

扁桃体是人体咽部集结的淋巴组织群，和咽部的其他淋巴结一起组成了"咽淋巴环"，共同构成人体的一个"天然屏障"，是抵抗呼吸道疾病的"第一道防线"。正常情况下扁桃体在婴儿期较小，2～5 岁会慢慢发育完全，到青春期时又会萎缩、消失。扁桃体按其位置可分为腭扁桃体、咽扁桃体和舌扁桃体。腭扁桃体就是我们常说的扁桃体，有一对，呈卵圆形，位于口咽部两边的扁桃体窝里，当孩子

伸平舌头说"啊"，或者打哈欠的时候，就能看见它们。咽扁桃体又称"腺样体"或"增殖体"，位于鼻咽部，它要通过一些特殊的仪器才能被看见；舌扁桃体位于舌根周围。

咽部是饮食和呼吸的必经之路，经常接触和较易隐藏病菌和异物。咽部丰富的淋巴组织可产生淋巴细胞和抗体，故具有抵抗细菌和病毒的防御功能，执行着咽部这一特殊区域的防御保护任务。

（许政敏　张云飞）

147. 扁桃体较大是不是一定要切除

扁桃体是人体免疫系统的一个重要组成部分，扁桃体的位置及其特殊的组织结构，有帮助整个免疫系统成长和刺激产生抗体的作用。每当孩子生病时，它们大多会肿大，起到免疫防御作用。炎症消退后逐渐变小，需要3～9个月的时间。

从免疫的角度看，由于扁桃体对身体的免疫作用，不应随便将扁桃体摘除。儿童扁桃体肥大很多是正常生理现象，只要发炎不是特别频繁，扁桃体肥大没有影响呼吸和吞咽，没有产生较重的临床表现，不建议摘除。建议扁桃体较大的孩子平时注意锻炼身体，劳逸结合，饮食均衡，多饮水，发现感染或者呼吸道症状及时治疗，尽量减少手术的概率。但如果扁桃体炎反复发作(1年4次以上)；睡眠打鼾严重，张口呼吸，憋气病程超过3个月，而保守治疗无效；注意力不集中，发育缓慢或出现"腺样体面容"，则建议手术切除扁桃体。当扁桃体发炎，引起风湿及肾炎等疾病，或有扁桃体周围脓肿病史，或伴发扁桃体良性肿瘤时，必须及时切除。

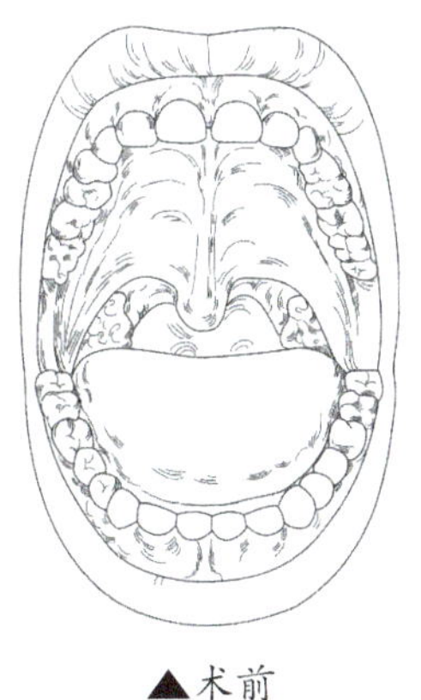

▲ 术前

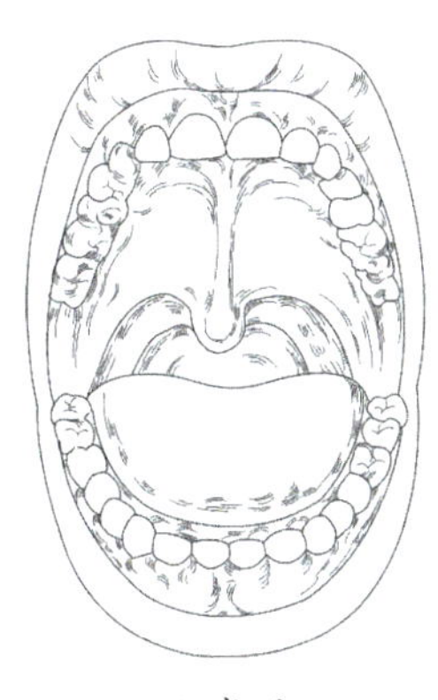

▲ 术后

（许政敏　张云飞）

148. 扁桃体切除有没有微创的方法，低温等离子技术是不是属于微创

当前比较常用的腭扁桃体切除方法有传统的剥离术和低温等离子消融术可以选择。低温等离子消融属于微创的方法，其作用原理是使电极和组织间形成等离子薄层，层中离子被电场加速，并将能量传递给组织，在低温下（40～70 ℃）打开细胞间分子结合键，使靶组织中的细胞分解为碳水化合物和氧化物，使病变组织液化消融（不是热效应），从而达到手术组织体积减容的效果。

等离子手术的优点包括：①疼痛轻，用较低的温度来进行组织的切除，从而可以避免对组织的损伤，减轻患者的术后疼痛。②手术时间相对短，等离子手术系统边消融、边凝血，同时吸引，不必单独止血，相对节省手术时间；当然，操作熟练的医生使用传统的方法或许可比使用低温等离子更节省时间。③出血少，等离子手术通常出血 1～2 毫升，传统的剥离和吸切手术出血量约 50 毫升（腭扁桃体及腺样体同时切除）。

此外，低温等离子消融手术可以保留少许扁桃体，对于不想完全切除腭扁桃体的家长可以为孩子选择，但弊端是有再次复发可能，且费用较高（属自费项目）。因此，如果扁桃体经常发炎的话，还是建议采用完全切除腭扁桃体。

（许政敏　张云飞）

149. "腺样体面容"是什么意思，怎么引起的

"腺样体面容"是指腺样体因不洁气流，细菌、病毒感染或者鼻部过敏反应的反复刺激，发生病理性增生、肥大，堵塞后鼻孔造成呼吸不畅，孩子以张口呼吸来代偿，而长期张口呼吸，气流冲击硬腭就会使硬腭高拱，面部发育变形，出现上唇短厚翘起、上切牙突出、牙齿排列不齐、咬合不良、眼距变宽、鼻梁塌平等，面部肌肉不易活动，缺乏表情的特殊面容。腺样体面容一旦形成很难恢复。其他如过敏性鼻炎长期鼻塞或扁桃体极度肥大也可导致患儿张口呼吸，出现"腺样体面容"。

（许政敏　张云飞）

150.　小孩反复咳嗽是怎么回事，需要做哪些检查

咳嗽的原因有很多，它不仅涉及呼吸系统，还与耳鼻咽喉、消化系统等疾病有关。因此，发现孩子反复咳嗽时，一定要细心观察有无其他伴随症状，以便帮助医生尽快明确诊断。引起儿童反复咳嗽的疾病包括下列几项。

（1）感染性咳嗽。孩子急性呼吸道感染后引起的咳嗽，通常持续时间为1～2周，不会超过1个月。感染有可能是细菌或者病毒感染，也有可能是支原体感染，用的药物对感染的病原体不敏感也是原因之一。因此，强烈反对家长自己给孩子滥用抗生素，应及时去医院就诊，让医生帮助选择合适的药物。如果每次咳嗽都能在医生的指导下康复，但还是会频繁反复发作，就要考虑孩子的免疫功能异常，需要进行相关的检查。

（2）鼻后滴漏综合征。由于鼻部疾病引起的分泌物倒流至鼻咽、口咽部，或流入声门及气管而引起咳嗽。在儿科常见的疾病有过敏性鼻炎、鼻窦炎及腺样体肥大。除咳嗽、咳痰外，通常患儿还主诉咽喉部异物感，或鼻痒、鼻塞、流涕、喷嚏等，这时就需要同时进行耳鼻咽喉科和呼吸科的检查以明确病因。

（3）咳嗽变异性哮喘。这是一种以咳嗽为主而无典型症状和体征的特殊类型的支气管哮喘，因为没有明显喘息、气促等症状，所以容易被误诊。患儿主要表现为刺激性干咳，夜间和晨起多见。感冒、冷空气、油烟、花粉、雾霾等容易诱发咳嗽。婴儿期有皮肤湿疹并且有过敏家族史的患儿（比如过敏性鼻炎、哮喘、荨麻疹）要高度警惕，过敏原测试、肺功能检查、哮喘评分量表测试等可以协助诊断。

（4）胃食管反流综合征。胃食管反流性咳嗽大多发生在夜间或睡眠后不久，表现为阵发性咳嗽，部分患儿有反酸、呕吐、呃逆、烧心、消化不良等反流症状，但儿童特别是婴幼儿表现不典型，往往呼吸道症状较突出。因此，在完善呼吸科和耳鼻喉科检查后仍未查出病因的，需要想到这类疾病。食管 pH 测定等检查方法可以协助诊断。

（5）支气管异物。支气管异物引起长期咳嗽的患儿并不少见，尤其多见于3岁以下的孩子，部分家长由于疏于看护，没有发现孩子有明显异物吸入呛咳的过程，当孩子咳嗽后，总按感冒治疗，但咳嗽却会越来越严重，甚至会呼吸困难。胸部 X 线或者 CT 检查往往能明确诊断。

此外，结核感染、百日咳、药物性咳嗽、先天性肺发育畸形、心功能不全等许多疾病都可引起反复、慢性咳嗽。作为家长，一定不能掉以轻心，应及时带孩子去医院就诊，医生会根据孩子的实际情况进行全面、必要的检查。

（许政敏　张云飞）

151. 孩子反复打喷嚏流鼻涕是怎么了，需不需要治疗

孩子反复打喷嚏、流鼻涕，最常见的原因是"过敏性鼻炎"。这是一种发生在鼻黏膜的变态反应性疾病，人群中发病率较高，为 $10\%\sim25\%$，以鼻痒、打喷嚏、鼻分泌物分泌亢进、鼻黏膜肿胀等为主要特点，患儿常伴有眼痒而反复揉眼睛。过敏性鼻炎分为常年性和季节性两种。无论哪一种，如果患儿正处在急性发作期，均需要去医院检查确诊，并在医生的指导下进行系统的阶梯治疗。

（黄　琦）

—— 专家简介 ——

黄　琦

黄琦，主任医师，上海交通大学医学院附属新华医院耳鼻咽喉-头颈外科小儿学组组长。

中华医学会儿科学分会小儿耳鼻咽喉-头颈外科学组副组长，中国医师协会耳鼻咽喉科医师分会小儿学组委员及儿科医师分会耳鼻咽喉头颈外科学组委员，上海市医学会耳鼻咽喉头颈外科专科分会小儿学组副组长。

擅长耳神经外科、小儿耳鼻咽喉头颈外科疾病的诊治，人工听觉植入等。

152. 孩子被诊断为脑膜脑膨出，这是怎么回事

先天性脑膜脑膨出是胚胎发育期因神经管闭合不全出现先天性颅裂，脑膜或脑膜脑组织经此裂突出于颅外而形成，是儿童中枢神经系统较为常见的一种先天性畸形。临床上根据膨出部位不同，可分为枕后型、囟门型和基底型。最易误诊的是基底型，其多向鼻内或咽部膨出，临床上多数患儿常因膨出物太大影响

通气而就诊。医生结合病史及 CT 或 MRI 等影像学检查可作出诊断。

脑膜脑膨出尤其是基底型者有脑脊液漏的可能,脑脊液漏可引起中枢感染而危及生命。因此,确诊此病后,家长应该在医生的安排指导下适时让孩子接受手术治疗。通过在鼻内镜下切除或回纳膨出物,修补颅底骨质缺损。

(张天宇)

153. 普通小儿感冒与鼻窦炎怎么区别

大多数宝宝感冒在儿内科就诊后逐渐康复,但是有的宝宝经过 7～10 天的治疗却仍不见好转,黄脓鼻涕和鼻塞依旧持续不断,这种情况很可能是患了鼻窦炎,那么鼻窦炎到底能不能治好? 多久能治好呢?

感冒是儿童常见的上呼吸道普通感染。常起病急,潜伏期 1～3 天,出现打喷嚏、鼻塞、流清水样鼻涕等症状,也会有咽部症状。2～3 天后鼻涕变稠,常伴咽痛、鼻塞、声嘶等。一般无发热,全身症状没有或较轻,如无并发症,5～7 天可痊愈。若 7～10 天后脓涕和鼻塞等症状依旧无法缓解,则可能继发急性鼻窦炎。

感冒和鼻窦炎的区分要点:①如果感冒症状过了 2 周不缓解,或者反复,那就可能是鼻窦炎。②如果鼻涕黏稠,呈黄绿色,说明有细菌感染,也是鼻窦炎的症状之一。③在呼吸困难、鼻塞、疲劳、咳嗽、嗓子哑、头疼等症状中,只要具备 2 个以上则提示鼻窦炎可能。

(陈　洁)

154. 小孩鼻子出血时,家长如何应急处理

鼻出血是小儿耳鼻咽喉科常见的症状和急症之一。挖鼻、鼻炎、鼻腔肿物或者血液系统疾病等都可造成这一急症。5 岁以下儿童至少有 30％曾经有过鼻出血,而 11～15 岁的儿童中这个比例高达 60％。然而,在小于 2 岁的儿童中鼻出血并不多见,因此,这一年龄段的患儿如果反复出现鼻出血症状,家长应当引起足够重视。必要时需带孩子就医,以便排除血液系统疾病或鼻腔内肿物等严重疾病造成的出血症状。另外一个判断鼻出血是不是要紧的重要指标是出血量和出血频率。由于挖鼻或鼻腔炎症引起的鼻出血量通常不会很大,去除病因后较少反复出血。而血液系统疾病(比如血友病、血小板功能异常等)或者鼻腔肿物(比如青春期鼻咽纤维血管瘤等)则可造成比较剧烈的鼻出血,且易反复发作。

　　如果患儿在家发生鼻出血，且出血量较大，家长可以按照下面的方法进行应急处理：首先让患儿坐下保持头高位，用一个盆接住血，而不应该试图让患儿平躺，因为平躺会使血液流入咽喉部造成误吸入肺，甚至有窒息的危险；随后，家长可以用食指和拇指自两侧捏住患儿的鼻翼（就是鼻子前端柔软的部分），尽量保持这个动作 10 分钟以上，不要反复松手去观察出血是否停止；同时，应当鼓励患儿将流到咽喉部的血液吐出来。

（李晓艳）

155. 小孩该不该掏耳屎

　　耳屎，医学上称为耵聍，是由耳道皮肤腺体自行分泌的物质混合了灰尘、皮屑形成的。耵聍腺集中分布于外耳道外侧 1/3 段。

　　耵聍有三大作用：①润滑保湿作用；②防止水、异物、飞虫等直接刺激或破坏外耳道壁及鼓膜；③有一定的抗感染作用。

　　耵聍腺会源源不断产生耵聍，但耳道同时也有自排自洁功能，咀嚼动作也会促进耳屎的外排。若耵聍产生的速度大于排出的速度，逐渐将耳道堵实时就称为耵聍栓塞。耵聍栓塞的症状包括：耳闷胀、耳痛、听力下降。

　　如果耵聍不产生症状，就无需处理，因为耳道有自洁功能，可将部分耵聍自行排出。反复掏耳会导致外耳道炎或湿疹；强行夹取可能误伤耳道黏膜和鼓膜，造成感染和鼓膜穿孔，得不偿失。

　　若耵聍堵塞部分耳道时，可视患儿的配合程度予以门诊夹取。如果患儿不配合或耵聍栓塞无法夹出者，则需要先使用碳酸氢钠滴耳液软化 3 天，随后使用温生理盐水予以耳道冲洗或者耳内窥镜直视下用吸引器吸出耵聍栓塞。

（陈　洁）

156. 新生儿宝宝的耳朵有时臭臭的，有时流黄水是怎么回事

　　耳鼻喉科门诊上经常会遇到家长带着出生不久的宝宝来求助，反映耳朵湿湿的，偶尔会流点黄水，有时还是臭臭的，宝宝甚至会反复用手抓耳朵。这种情况多见于外耳湿疹。

　　湿疹是指各种因素引起的变态反应性多型性皮炎，是一种过敏性疾病。外

耳湿疹不仅仅发生于耳道内,也可见于耳廓以及周围的皮肤上,较容易诊断。耳道湿疹主要是过敏反应引起的,还可能与精神因素、神经功能障碍等因素有关。引起过敏的因素包括食物、吸入物、接触物等。潮湿和高温常常是诱因。

外耳道湿疹急性发作主要表现为耳部发痒,耳道内可见黄色水样分泌物流出,流经之处往往会引起相应部位的病变。如果不及时治疗,局部会结痂、脱屑、皮肤增厚。检查耳道时需观察鼓膜,排除中耳炎,必要时需行声导抗检查。

治疗方面,尽可能找出病因,去除过敏原;不可抓挠外耳道,也不可用水冲洗;如因化脓性中耳炎引起,则需要治疗中耳炎;口服抗过敏药物 2 周,伴有细菌感染者需口服抗生素。若渗出液较多,可用炉甘石洗剂清洗后用硼酸溶液或醋酸铝溶液湿敷;干燥后用硼酸氧化锌糊剂涂擦。

(陈　洁)

157. 新生儿听力筛查未通过该怎么办

在正常新生儿中,双侧先天性耳聋发生率为 0.1%～0.3%。影响筛查结果的因素较多,如当筛查时周围环境噪声的改变、孩子的安静程度、孩子外耳道或中耳有分泌物、鼻塞呼吸不畅等都会导致听力筛查未通过。国内外数据表明,初次听力筛查未通过的比率在 10% 左右。也就是说,初次筛查未通过最后被诊断有听力问题的可能性仅为 1%～3%。

但在孩子 3 个月龄时一定要做诊断性听力检查,即使是单耳"听力筛查未通过"也不例外。如果单耳被确诊有听力问题,就更应该关注孩子的听力,因为此类孩子发生迟发性听力问题的比率大大增加。

声导抗、耳声发射和听性脑干反应是三项必做的基本检查,如果都属正常范围,可认为通过检查;如果未通过,那就要看具体结果,必要时要加做些检查,以了解患儿听力损失的程度(轻、中、重、极重度)、性质(传导性、感音性、混合性)和部位(外耳、中耳、内耳及听神经),有时还需要做些听力以外的医学评估等。

最后要强调的是,发现孩子有听力问题不可怕,只要及早干预、正确治疗,基本可以做到让孩子开口说话。

(陈　洁)

158. 孕期如何保护胎儿的听力

怀孕 16～19 周,胎宝宝听力开始形成;至 25 周左右,胎宝宝的听力几乎与成人相等；至 28 周时，则对音响刺激已有充分的反应能力。胎宝宝听到的声音，比外面降低 20 分贝，如果孕妈咪长期处于强噪声中，妈妈腹壁的保护就很有限了。长期高强噪声刺激，会影响胎宝大脑发育、听觉发育，导致性格改变甚至流产、早产等。

准妈咪要保护好宝宝的听力。①保证母体有全面和充足的营养；②尽量减少接触噪声，在怀孕期间应该远离超过标准（85～90 分贝）的噪声；③使用的胎教音乐也要符合频率、音强等方面的要求；④孕期避开影响宝宝听力的危险因素，包括风疹、性病、流行性感冒、接触有害物质（如苯、汽油、甲醛、放射线）、耳毒性药物（如庆大霉素、链霉素）等。

此外，还要加强孕前检查，预防遗传性耳聋，最好孕前或产前能进行耳聋基因携带者筛查。孕早期，特别是胎儿生长的前 12 周，是听觉器官发育和保护听觉的关键期。预防感染性疾病，避免对听觉器官的损害。孕期安全用药，避免药物性耳聋。加强孕期健康管理，保证身心健康。

（陈　洁）

159. 孩子听力不好在什么情况下可以佩戴助听器

聋病给个人、家庭和社会带来巨大的痛苦和负担。目前，随着助听器和人工耳蜗技术的不断进步，越来越多的患儿能够重回有声世界。什么样的患儿适合佩戴助听器或植入电子耳蜗呢？

单侧听力损失者，通常选择暂不验配助听器。但这类患儿另一侧发生迟发性听力损失的概率为 1/3 以上，需定期随访。双耳听力损失时，在条件许可的情况下必须强调婴幼儿要严格遵守双耳验配助听器的原则。

确诊有残余听力者，根据各频率残余听力选择适宜功率的助听器。检测出仅有低频残余听力或低、中、高频听力主、客观检查均未引出反应者，不应放弃验配助听器，因相当一部分患儿可经助听器获益。婴幼儿对助听器性能的要求通常要比成年人高，在为患儿验配时应保证助听器满足儿童对频响和输出的要求，更多考虑的是对言语的可听度和综合效果的评估验证。

（陈　洁）

160. 双耳聋患儿人工耳蜗植入术必须是两侧吗

若经济条件允许的话，建议做两侧。无论单侧植入还是双侧植入，手术成功的话,还要经过较长一段时间的语言康复训练才能讲话。

双侧植入的优点在于,噪声环境及安静环境下听力提高,重获空间听觉和声音定向定位能力,获得更高的声音质量,声音更自然。

如果选择双侧植入,该同期做还是分期做呢? 首先需要说明的是双侧手术并不存在额外的难度和风险,双侧同期植入的优点为所需的麻醉时间和药物剂量较二次手术的总和更短、费用更少,患者可少承受一次手术产生的痛苦。若分期植入,两次植入时间间隔一般是3～6月。若无条件时,应在未植入一侧耳佩戴助听器,以延缓听觉功能剥夺的发生;对于先天性感音神经性的患儿,两次植入的时间间隔最长为3年。

(黄　琦)

161. 新生儿耳朵长得不好看该怎么办

刚出生的孩子由于胎位异常或产道挤压等外力因素,会出现耳朵长得不好看等问题。如招风耳、垂耳、隐耳、耳轮畸形、施塔尔畸形、杯状耳畸形、Conchal Crus 畸形、环缩耳畸形及复合畸形等都属于通常所说的"耳朵长得不好看"的范畴。即使不是严重畸形,但外观还是与常人有异。

出生时发现孩子耳廓长得不好看,很多家长会认为"长长就好了",并持等待观望的态度,以致错过了最佳矫治时期。大规模的临床研究表明:70%的患儿在不予干预的情况下,耳廓畸形保持原样或更严重。还有一个误区,很多家长认为新生儿耳模无创矫正是无效的,手术矫正才是最佳方法。研究显示,出生第一周开始使用耳模型进行治疗,有90%的新生患儿治疗后可有满意的结果。而耳整形术成本高、风险大,美学效果往往也很难达到完美无缺,因此可作为无创矫正效果不佳或错过无创矫正治疗窗口期的补救治疗措施。

特别提醒

家长发现新生儿耳朵长得不好看,应尽早寻找专业机构应用耳模进行无创矫正,等待观望不能超过5天,以免错过最佳矫治期。

(张天宇)

162. 哪种耳畸形适合佩戴耳廓矫形器，需要佩戴多久

耳畸形分为两大类：一类是由于胚胎发育异常引起的皮肤或软骨发育不全所致的耳结构异常，隐耳、无耳和小耳畸形属于耳结构异常；另一类是胎位异常或产道挤压等外力作用在正常的结构上造成的耳廓形态异常，招风耳、杯状耳等属于耳形态异常。亦可通俗地理解为重度畸形与轻度畸形。耳廓矫形器只适合耳形态异常及耳结构异常中的隐耳畸形患者，而不适合佩戴于耳结构异常中的小耳畸形或无耳畸形患者。

由于新生儿体内循环系统中含有大量来自母体的雌激素，雌激素水平在出生后 72 小时内达到一个明显的峰值，增加了耳廓软骨中透明质酸的含量，从而增加了软骨的延展性和可塑性。新生儿体内来自母体的雌激素水平将在出生后 6 周逐渐恢复到正常水平，此后，软骨的可塑性和延展性也随之降低。耳无创矫正正是基于软骨的延展性和可塑性，因此，于出生 1 周内进行效果最佳。

需要持续配戴治疗时间的长短取决于开始佩戴耳模的早晚。出生后 72 小时内开始矫正，治疗时间可缩短至 1 周；3 周内接受治疗的新生儿则需 6～8 周的治疗时间；超过 3 周后开始治疗的新生儿则需 3 个月甚至更长时间的治疗。

（张天宇）

163. 孩子小耳畸形是什么引起的，会影响听力吗

小耳畸形多为散发，即无明确的家族遗传倾向。其致病因素众多，可能与孕期感染、不合理用药、毒物接触等相关，具体发生机制不清。而伴发其他脏器畸形的小耳畸形综合征患者，大多认为是由于基因突变等引起的。面对小耳畸形，大多数父母的表现首先是无法接受，之后哭泣、自责，想方设法寻找原因。然而，先天性畸形的病因较复杂，总结归纳起来可以分为遗传因素、环境因素以及遗传因素和环境因素相互作用三大类。其中，遗传因素约占 25％，环境因素约占 10％，遗传和环境因素相互作用和原因不明者约占 65％。因此，作为父母，自责和彷徨都是无意义的，需尽快冷静，寻求专业的医疗支持。

畸形的耳朵一般不是全聋状态，听力处于 60 分贝左右，对大一点的声音是

有反应的。如果患耳对侧听力正常，一般不影响患儿的言语发育，但这并不意味着对患儿的生活没有影响。单耳听觉会影响患儿对声源的定位及立体声的形成，如当有人在患儿视线范围外呼喊患儿时，患儿会分不清从何方向呼喊的。并且在嘈杂环境中，患儿的言语分辨率会受到影响。

（张天宇）

164. 小耳畸形的整形手术和听力手术能同时完成吗

小耳畸形会影响患儿听力及美观，患儿及家属希望两项问题都能得到完美解决。目前，应用患儿自体肋软骨进行全耳廓再造手术是比较常用的解决美学问题的方法。全耳廓再造通常选在 6 周岁以后，患儿身高 1.2 米以上，胸围（剑突平面）大于 55 厘米。该年龄段患儿能够提供足量的肋软骨用于雕刻耳廓支架，且对侧耳廓发育已基本接近成人。耳廓再造多需 2～3 次手术。其余作为补充的方法还有：Medpor 支架法耳廓再造及义耳植入法等，但均有其缺陷。

针对听力相关问题，外耳道狭窄患儿可行听力重建手术，即外耳道成形与鼓室成形术，扩大狭窄耳道。松解固定的听小骨或行听骨链重建以获得一定的听力增益和健康的耳道；但大多数患者为外耳道闭锁，不具备听力重建手术的条件，如果人为打开耳道，往往需要终身护理，发生耳道潮湿渗液、鼓膜外移等并发症概率大。目前仍以人工听觉为主，包括骨传导植入式听力解决方案（BAHA）、人工中耳和骨桥等人工设备的植入。

一般来说，耳整形手术与听力重建手术需分次进行，不能同期进行。

（张天宇）

165. 孩子看电视把声音开得很响是怎么回事

您是否有时发现您的宝宝会把电视机声音调的很响，或对您的召唤不理不睬，或在幼儿园对老师的提问答非所问。如果发现这种情况，应及时带宝宝到医院耳鼻咽喉科进行检查，排除是否有分泌性中耳炎。

分泌性中耳炎主要是因为上呼吸道的感染、鼻炎鼻窦炎，或者是腺样体肥大等，堵塞咽鼓管，导致中耳鼓室内出现负压，时间长了就会导致中耳鼓室内有液体积聚，影响中耳鼓室的振动所致。

一般首先采用药物治疗分泌性中耳炎，也就是给宝宝口服足疗程抗生素、黏液稀释剂和局部的喷鼻激素等，定期复诊。

如果患儿经过正规治疗2～3个月之后听力仍然没有得到改善，中耳仍有液体积聚的话，医生可能会建议对患儿行鼓膜置管手术，即在鼓膜上打个小孔，吸出积液后放置鼓膜通气管。如果大于3个月还不恢复，自行恢复的概率就小于10％了。必要的时候还需要同时行腺样体切除手术或咽鼓管球囊扩张术。

接受了鼓膜置管手术以后要注意：耳朵内千万不要进水，特别不建议患儿去游泳，因为如果有细菌感染的话，可能会导致耳道流脓等情况，影响治疗效果。

（陈　洁）

166.　小孩声音嘶哑怎么办，需不需要做手术

患儿声音嘶哑分为先天性的和后天性两种。无论哪一种都表明病变累及到了声带。声音嘶哑的程度依据病变的严重程度而不同：轻者声音稍变粗，音调变低；重者明显声音嘶哑，严重者可以完全失声。孩子出生后即有或出生后渐进性嘶哑大多为先天性的，常见的有：先天性喉蹼、喉麻痹（单侧或双侧声带）、喉乳头状瘤、声门下血管瘤、喉裂等。后天性的有：急性喉炎、慢性喉炎、声带小结、声带息肉及声带囊肿等。因此，当孩子出现声音嘶哑时应及时去医院就诊，并做一些相应的检查（电子喉镜、电子气管镜）以明确诊断，有的可以选择保守治疗，有的则需手术治疗。

（黄　琦）

167.　孩子长了声带小结需如何治疗

声带小结又称"喊叫小结"，顾名思义和大喊大叫等不良发音习惯有关。是双侧声带游离缘的白色茧样突起，常发生于声带前中1/3处，大小可从针尖到豌豆大小不等。正常发声时，声带会紧密地闭合在一起，而声带有小结时由于无法完全闭合会产生漏气，这时会出现声音嘶哑，小结大时甚至会出现发声无力等。

儿童期的声带小结大部分不建议手术治疗，大多能在青春发育期恢复。声带小结主要有以下的治疗方式：①嗓音治疗。嗓音治疗是声带小结的首选治疗方法，通过嗓音训练改变不良的发音习惯，从而达到治疗疾病预防复发的目的。

最佳的训练频率是每周1～2次，每次半小时左右。②禁声。可以通过减轻声带水肿和防止进一步声损伤而改善声嘶，甚至使声带小结缩小。③药物。如类固醇类药物、消炎药、中成药等，可以减轻声带肿胀。

（张天宇）

168. 为什么不建议 3 岁以下小孩吃坚果

3 岁以下的孩子磨牙还没有长出来，很难完全嚼碎瓜子、花生这类食物，常常会长时间含在嘴里，并且这个年龄段的孩子在玩的时候容易哭笑、打闹或者跌倒，这样一来，含在嘴里的此类食物就很可能会吸入喉腔甚至气管、支气管内。成人吸入异物后多可以通过呛咳反射将异物排出。而 3 岁以下孩子的喉腔反射和保护功能还没有发育健全，容易将异物吸入气道内而不是咳出。因此，耳鼻咽喉科医生不建议 3 岁以下的孩子进食瓜子和花生。

异物吸入后有些患儿可能仅表现为短暂的呛咳或声嘶，常常会被家长误认为"感冒"或者"气管炎"。这样一来，异物长期在呼吸道停留就会造成肺部感染、肺不张、肺气肿，甚至纵隔气肿乃至危及生命。较大的瓜子和花生还可能在孩子刚刚吸入时就引发呼吸困难和窒息。异物吸入多数发生在非医疗场所，一旦发生窒息，人体对缺氧的耐受时间是有限的，尤其对 3 岁以下的小儿更是如此。由于这类异物造成孩子急性呼吸道梗阻窒息诱发猝死的病例不在少数，因此希望家长朋友们尽量不要让 3 岁以下的孩子接触到这类食品，尽可能避免上述意外的发生。

（李晓艳）

169. 出生时就存在的呼吸问题由哪些原因造成

孩子出生后出现呼吸不畅并伴有喉咙口有响声的现象，医学上称之为"先天性喉喘鸣"。先天性喉喘鸣可以在出生后即刻出现，也可在出生后1～2周以后渐进性出现。

患儿除了有喉喘鸣的症状外，往往还伴有哭吵后口唇发紫、喝奶时频繁呛咳、喝奶量少、易吐奶、营养不良、体重不增等症状，严重的会产生"急性喉梗阻"而危及生命。出现这些症状的原因大多是某些先天性的喉-气管疾病，如先天性喉软化、先天性喉麻痹、先天性会厌-舌根囊肿、先天性声门下血管瘤、喉乳头状瘤，罕见的有先天性的喉蹼、喉裂等。一旦孩子出现类似的症状应该及时去医院行喉镜检查，尽早明确诊断，以便在医生的指导下进行治疗。

（黄　琦）

170. 为什么孩子喉乳头状瘤手术数月后声音又哑了

乳头状瘤为喉部最常见的良性肿瘤，可单发或多发，主要位于声带，可向上波及室带、会厌，向下蔓延至声门下、气管。好发于 10 岁以下儿童。其发病与人乳头状瘤病毒（HPV - 6、HPV - 11）感染有关。幼儿型喉乳头瘤与出生时母亲产道病毒感染有关，往往在出生后即有哭声低、声音嘶哑等症状。幼儿型喉乳头状瘤生长极快，手术后极易复发。尽管部分病例在青春期后有自行停止生长的趋势，但在痊愈前孩子的声嘶、气急、严重时呼吸困难的症状会反复出现，虽然术后会有短暂的缓解，瘤体复发长出后症状很快再次出现，严重者喉梗阻、呼吸困难，危及生命。需反复多次进行手术来改善气道梗阻症状，有的甚至需要气管切开，但孩子的声音嘶哑症状由于反复多次的手术，可能会终身不得缓解治愈。

（黄　琦）

171. 头胎宝宝患了喉乳头状瘤，二胎会不会也患同样的病

有研究表明幼儿型喉乳头瘤与出生时母亲产道感染人乳头状瘤病毒有相关性。首先要确认的是，孩子患乳头状瘤的可能感染途径是什么？除了母亲的产道感染外还可能存在其他原因。若是母亲产道感染，则在母亲自身积极治疗的基础上选择剖腹产可大大减少这一途径的感染机会。当然，孩子出生后仍需严密观察声嘶、喉喘鸣及呼吸困难的症状，一旦出现这些症状应及时就诊。

（黄　琦）

172. 小儿急性喉炎为何如此危险

小儿急性喉炎俗称"锁喉风"。其特点是发病迅速、来势凶猛、症状险恶，如不及时抢救，就会危及生命。

小儿急性喉炎是婴幼儿时期的常见病，多由病毒、细菌或过敏所引起，多继发于咽炎、鼻炎或感冒之后。发病前 1～2 天常有发热、咳嗽、流涕、声嘶等上呼吸道感染症状，精神状态尚好，随着病情的进展，炎症由咽部继续向下蔓延。由于小儿喉腔狭小，喉内黏膜肿胀时易致声门阻塞，小儿咳嗽反射差，气管及喉部分泌物不易排出，容易引起严重喉梗阻。此时患儿咳嗽声音极为特殊，像小狗的叫声一样，称为"犬吠样咳"。严重时因缺氧出现鼻翼扇动，面色、口唇和指甲青紫，吸气时锁骨上窝、胸骨柄上窝及上腹部显著凹陷，称为"三凹征"。该病发展迅速，若不及时治疗，患儿常因通气障碍而诱发全身衰竭，有时可突然死于严重的低氧血症。

急性喉炎治疗的关键是尽快解除喉梗阻病因，及早使用有效、足量的抗生素控制感染，同时给予糖皮质激素促进喉部水肿消退，并加强给氧、解痉、化痰等治疗，严密观察患儿呼吸情况。经积极治疗症状无明显改善的重度喉梗阻者应及时行气管切开，同时加强监护及支持疗法。

当小儿罹患急性鼻炎、咽炎时应积极治疗，避免炎症进展。平时加强户外活动，多见阳光，平衡膳食，增强体质，提高抗病能力。

（顾美珍）

—— 专家简介 ——

顾美珍

顾美珍，上海市儿童医院耳鼻咽喉头颈外科副主任医师。

擅长小儿常见耳鼻咽喉头颈外科疾病的诊治，小儿困难气管的处理，小儿头颈部先天性畸形及头颈肿瘤手术。

173. 全身麻醉是否会对孩子造成不良影响

全身麻醉是家长最关心的问题之一。全身麻醉时麻醉药物只是暂时对孩子的神经系统起作用，苏醒后神经系统功能会恢复正常。权威研究显示，并未发现短时间、单次全身麻醉同神经发育的不良后果相关，也就是说，全身麻醉和孩子"变笨"之间并没有明确的相关性。小儿麻醉简单地说，就是睡眠与止痛。因为小儿对于手术会有高度的恐惧感，同时很难耐受疼痛以及术中因固定姿势而造成的不适感，所以需要给予足量的药物安眠。目前临床上所用的中枢镇痛药、吸入性麻醉药都是经皮下注射或由肺呼吸进入血液而起作用的。这种方式对大脑的作用是一过性的，当药物即将失效时患儿就清醒了。

当然，麻醉过程需要专业的麻醉医生在认真选择适应证和掌握好药物剂量后才能安全进行，需要具有高度责任心的麻醉医生仔监护着孩子的生命体征(如心率、血压和氧饱和度等)，并根据手术操作的刺激强度调整麻醉用药。同时对可能发生的意外采取有效的应对措施，减少和避免意外的发生。

（吕静荣）

—— 专家简介 ——

吕静荣

吕静荣，上海交通大学医学院附属新华医院耳鼻咽喉-头颈外科副主任医师。中国抗癌协会头颈肿瘤专业委员会青年委员。

擅长儿童阻塞性睡眠呼吸暂停综合征、儿童先天性听力障碍、儿童与成人头颈部及侧颅底肿瘤的临床诊治与研究。

急｜症

174. 鼻出血会要命吗

生活中经常会有鼻子出血的情形，那么，鼻出血会"要命"吗？答案是肯定的，在以下几种情况下，鼻出血可能会导致患者有生命危险。

（1）无法控制的大量鼻出血，导致失血性休克甚至死亡。鼻腔出血严重的时候，患者血容量不足，导致失血性休克，需要进行紧急填塞压迫止血、补液、输血等一些抢救措施。

（2）无法控制的大量鼻出血，误呛入气管导致窒息甚至死亡。鼻腔突然大量出血的时候，很多患者第一反应就是仰头，殊不知这种方法是错误的。仰头之后，鼻血倒流入咽喉腔，如果误呛入气管的话，会有呼吸困难、窒息的风险。同时，鼻血倒流引起咽喉不适及干呕，可能会加重出血。因此，鼻腔出血的时候，可先行将鼻腔前端柔软的部位捏住，头前倾，尽量吐出倒流至喉咙里的血液，避免误咽误呛，然后及时就医。

（3）鼻出血有时候是恶性肿瘤的表现之一。反复发作的鼻出血，可能是鼻腔、鼻窦恶性肿瘤引起的。回吸涕带血丝，甚至有可能是鼻咽癌的早期症状。鼻出血、牙龈出血、全身皮下瘀点瘀斑，有可能是血液肿瘤如白血病导致的。故而反复发作的鼻出血，都建议完善血常规、凝血功能、鼻窦 CT 和鼻内窥镜检查。

"鼻出血"听起来只是简单的小毛病，其实也潜藏很多风险，如出现鼻出血情况，建议及时就诊，接受规范的诊疗。

（刘环海）

175. 鼻出血时仰头举手可减少出血吗

这种说法缺乏科学依据。若遇到鼻出血时，可先行捏住鼻翼两侧柔软的部位，头前倾，如果有血倒流到喉咙里，应尽量吐出，避免误咽误呛。可准备一个塑料袋，用以盛放鼻腔及口腔流出的血液和吐出的血块，方便就医时医生判断出血量。

采用冰袋冰敷额头、鼻部或者颈部，同时尽量保持情绪稳定，避免来回走动，可静坐休息。

忌用卫生纸自行填塞鼻腔，因为这样有可能会损伤鼻黏膜加重出血，卫生纸滞留在鼻腔会影响就医时的清理与观察。有血压计的患者，可测量一下血压，看是否存在血压偏高等不利因素，亦可及早察觉失血过多引起的低血压。

若出血不止，应及时就医。如近期有服用药物，建议将用药一同携带至医院，方便医生了解病情。

（刘环海）

176. 鼻出血能预防吗

鼻出血是可以预防的。鼻出血最常见的原因是挖鼻、鼻腔干燥、鼻炎导致鼻腔黏膜糜烂、毛细血管破裂。因此，平时应注意保持良好的卫生习惯，不要反复抠鼻、剧烈擤鼻；冬季天气干燥，暖气或空调会加剧室内空气湿度降低，容易鼻腔干燥，这种情况下需注意保持一定的空气湿度，可以开启加湿器、调节空调温度不要过高等；对于有鼻炎的患者，可以坚持用药改善鼻塞、鼻黏膜充血的症状。同时，辛辣刺激食物也容易引起鼻腔充血进而加重鼻出血症状，建议不要食用或少食用。

对于已经引起少量涕中带血丝的患者，应忌挖鼻、忌用力擤鼻，避免屏气、抬重物等可能导致血压增高的活动，忌辛辣刺激食物或过热食物，保持温冷清淡饮食，忌洗澡时用热水冲击头面部。可以采用局部冷敷、生理盐水清洗鼻腔、金霉素眼药膏局部涂抹、鱼肝油滴鼻等疗法。

但是，这些都是预防与基础处理，对于反复鼻出血、鼻腔出血量较多的患者，需引起警惕，及时就医。

（刘环海）

177. 打耳洞怎么会耳垂上长个大球

生活中，很多爱美的女性会选择打耳洞，比较常见的是在耳垂部位，也有一些人会在耳廓其他部位打耳洞。大部分情况下，新打的耳洞经过规范地护理，不会发炎、闭锁或者产生其他后果。有极少一部分人会发现闭锁的耳洞慢慢长出一个很大的"肉疙瘩"，这是为什么呢？

　　这种大球叫做耳廓瘢痕疙瘩，是由于对耳廓进行了创伤性的操作(比如打耳洞、外伤)引起的，多见于 30 岁以下的年轻人。耳廓的瘢痕具有强大的增生能力，一般表现为原先打耳洞的位置出现色红、较硬的肿块，可有瘙痒或灼痛感，也可无任何感觉。

　　预防瘢痕疙瘩出现的方法是注意保持打耳洞处皮肤清洁，避免炎症刺激。也有些患者本身是瘢痕体质，容易反复发生瘢痕疙瘩。瘢痕疙瘩可以通过药物注射治疗，也可以通过手术切除。一般单纯手术还不够，还需要局部"照光"预防复发。

（刘环海）

178.　为什么在冬季外出最好戴耳罩

　　在寒冷的冬天，外出需要戴耳罩保暖，因为耳廓血管位置很浅，耳廓皮肤非常薄，易受冻。排除极寒情况，一般耳廓冻伤为轻微冻伤，表现为耳廓局部冰冷苍白、感觉麻木，温度恢复后自觉热、痛、痒等。对于耳廓冻伤的患者，可以尽量远离寒冷环境，迅速用 37～43 ℃温水擦拭患耳，必要时可局部涂冻伤膏、改善局部循环等。

（刘环海）

179.　游泳后为什么突然听不见了

　　很多人游泳、洗澡后会突然觉得耳朵"闷住""听不见"了，但是耳朵不痛也不痒，这是为什么呢？

　　大部分情况下，这是耵聍栓塞引起的。耳道里有一种叫做耵聍腺的腺体，它可以分泌耵聍即耳屎，用来保护外耳道的皮肤，同时也可以黏附和阻挡耳道里的外来物质，保护外耳道和鼓膜不受伤害。耵聍逐渐干燥会变成淡黄色薄片状附着于耳道，部分人群的耵聍呈油膏状，俗称"油耳朵"。正常情况下，耵聍可以通过咀嚼、张口等动作自行排出大部分；部分人的耵聍分泌过于旺盛或者无法自行排出，就会聚集成团块阻塞耳道。这就像一团团土阻塞了隧道一样，一旦遇水膨胀开来就有可能彻底堵住整个"隧道"，导致"隧道"丧失传音功能，表现为听力突然下降。通俗而言，就是外耳道被耳屎堵牢了，游泳或洗澡导致耳屎泡了水，膨胀开来，因此耳朵会"闷住""听不见"。

这种情况下，因耵聍较为致密难以取出，不建议自行处理，应至医院就诊，通过滴耳液软化耵聍3日，然后通过外耳道冲洗来清理干净。同时，如果游泳后有明显耳痛、耳道内流脓的情况，可能是急性中耳炎，应尽快至医院就诊，避免病情加重。

（刘环海）

180. 外伤后耳朵出血不止可不可以用棉花塞住

外伤后耳朵出血不建议用棉花塞住。外伤后耳朵出血的原因有很多。如是颞骨或颅底骨折导致的耳朵出血，脑脊液可经过破损的骨板流至中耳或耳道，贸然填塞可能引起逆行感染，严重者可导致颅内感染。这种情况下需要进行预防性的抗感染治疗，同时保持坐位，以降低脑脊液压力，同时保持耳道的清洁，观察等待，如1周不愈可能需要手术修补。

因此外伤后出血不止的患者一定不能贸然进行耳道的填塞，需要及时就医，进行电耳镜和CT检查，来明确是否有颞骨或颅底骨折。

（刘环海）

181. 被人打了一巴掌后出现耳痛、耳鸣、听不清会怎样

被人打了一巴掌之后耳朵痛、耳鸣、听不清，很有可能是发生了外伤性鼓膜穿孔。

外伤性鼓膜穿孔，一般是由耳朵受到巨大的压力或气流冲击，导致鼓膜破裂引起穿孔。患者会当场感觉耳痛、听力下降、耳朵嗡嗡响，有些患者还会出现眩晕、恶心、耳道少量流血等情况。这种外伤性的穿孔一般是不规则的、裂隙样的穿孔，听力检查会显示传导性听力下降，部分患者可能为混合性听力下降。

对于已经诊断为外伤性鼓膜穿孔的患者，应尽量保持耳道清洁，不要进水，也不要用滴耳液滴耳，定期来医院复诊观察鼓膜愈合情况。较小的穿孔，一般可以自行愈合；较大的穿孔，如观察数月仍未愈合，需考虑手术修补。

（刘环海）

182.　乘飞机之后耳朵怎么听不清楚了

乘飞机后，很多患者会有耳闷的情况，特别是近期有上呼吸道感染的患者，乘机后耳闷、耳朵听不清的症状会更为明显。这种情况最有可能是得了分泌性中耳炎。

人的耳道像一条隧道，隧道尽头有一扇密闭的"大门"，即鼓膜。越过鼓膜这扇"大门"再往里面走，是一间"房间"叫"鼓室"，这间"房间"可以通过一根叫做"咽鼓管"的管道与鼻子相通，"房间"里面的压力也依赖这根管道联通鼻子来平衡。对于有鼻塞、流涕等上呼吸道感染的患者来说，这根管道在鼻咽部的出口就不那么顺畅，没办法很好地发挥平衡气压的功能，导致"房间"负压、积水，这就是分泌性中耳炎发生的过程。

对于乘飞机的患者来说，在飞机上升和下降过程中，压力变化，应多做吞咽动作，帮助咽鼓管这根管道开放，来避免气压不平衡导致的鼓室负压、积液。如果发生了耳闷、耳朵听不清等情况，还是建议去耳鼻咽喉科进行纯音听阈测听和声导抗检查，根据检查结果进行药物治疗，必要时可能需要做鼓室穿刺抽液治疗。

（刘环海）

183.　长期使用耳机为什么会引起耳聋

医生经常会遇到一些中青年听力损伤患者，追问其病史后发现，他们都有长时间戴耳机听音乐的习惯。在乘车、晨跑或在健身房时运动使用耳机，由于外部环境比较嘈杂会不自觉提高音量；还有热衷于出席喧嚣的摇滚音乐会或吵闹的狂欢派对，甚至开车时因为外面太吵而把车载音乐音量开至极限。

这看起来似乎很时尚，但其实喧嚣的音乐和影视节目，与工地上刺耳的噪声一样损伤感觉声音频率的毛细胞，当听到音量高达110分贝的摇滚乐时，如果能给耳蜗内的那些毛细胞拍照的话，会发现那场景就像用大碾子在麦田里滚压，而毛细胞就像那些可怜的麦子。而当负责接听某一频段声音的毛细胞受损后，该频段的声音就听不见了。瑞典科学家做过一项调查证明，在进行有氧运动时听音乐对听力产生的伤害是平时的20％。

特别提醒

　　长期使用耳机及接触噪声对听力的损伤是无声无息、逐步推进的，短时间内，损伤可能不影响与别人的沟通交流，因此很难引起人们的警惕，但若时间长了，这部分人群将会过早地跨入听力下降的群体中，拥有一双提前衰老的耳朵。

（廖建春）

—— 专家简介 ——

廖建春

　　廖建春，主任医师、教授、硕士生导师，海军军医大学附属长征医院耳鼻喉科主任医师。

　　中国解剖学会常委，中国医学装备协会耳鼻咽喉装备专业委员会委员，上海市医疗事故鉴定委员会专家，上海市医学会耳鼻咽喉头颈外科专科分会颅底外科学组委员。

　　擅长鼻窦及颅底临床应用解剖学研究。

184. 放爆竹后出现持续性耳鸣是怎么回事

　　放爆竹后出现持续性耳鸣主要是由于爆竹在爆炸时产生的冲击波、强噪声及震荡对听器的损伤。爆竹爆炸的瞬间，因高温、高压气体的迅速膨胀，周围空气的压力产生强烈变化，形成爆炸压力波，其中能量较大的部分称之为冲击波，以超声速传播；其余部分即为声波，亦就是强噪声。压力波通过外耳道时，瞬间的强烈气压改变，使机体来不及通过咽鼓管的调节，以平衡鼓室内外压力，鼓膜未破裂时，压力波的压力通过鼓膜，经听骨链和前庭窗作用于外淋巴；如果当压力差超过一定限度时就会导致鼓膜出血或破裂、听骨骨折或脱位以及鼓室内出血，鼓膜破裂时，压力则直接作用于圆窗传至外淋巴，均可使内淋巴产生剧烈波动，造成内耳螺旋器基底膜的损伤，基底膜上毛细胞受刺激后持续放电，传入听觉中枢，出现持续性耳鸣，严重者可造成内耳螺旋器基底膜、血管和听神经的损伤而出现爆震性聋。

（廖建春）

185. 鱼刺卡喉为什么不能吞饭团

　　享受美食本该是个开心的过程，然而因为咀嚼时不当心，时常会发生鱼刺卡喉的情况，这时千万不能咽饭团，也不能喝醋、吞菠菜，更不能抠喉咙，这些民间偏方都是错误的，有时候甚至会加重鱼刺卡喉的危险。

　　在咽喉部，鱼刺最容易卡住的部位有扁桃体、舌根部、会厌谷、梨状窝，这 4 个部位中，除了扁桃体在我们张开嘴巴时有可能被看到之外，其他 3 个部位都在喉咙深处，无法自己检查或判断，如果大口吞食饭团、抠喉咙，有可能会推挤鱼刺让它扎得更深，加大了寻找鱼刺的难度。更糟糕的是，有可能把鱼刺带到更向下的部位，鱼刺被推挤到食管里之后，并不会像我们期待的那样一路落到胃里，而是很可能卡在食管这条窄窄的管道里。如果变成了食管异物，就只有通过胃镜、食管镜来取出了，如果鱼刺刺穿了食管、刺破胸部大动脉，还会导致生命危险。而喝醋对"溶化鱼刺"也是一点作用都没有，醋刺激喉部黏膜导致患者呕吐反射加重，反而会增加检查难度。

　　因此，一旦发生鱼刺卡喉的情况，一定不能吞饭团，更不能喝醋、抠喉咙，需要及时来医院就诊，通过医疗手段取出。

（刘环海）

186. 鱼刺卡喉时，喝醋能不能将鱼骨"化掉"

　　很多人都有这样的认知：当被鱼刺卡住时，喝醋可以软化鱼骨，从而帮助鱼骨掉入胃中或者直接化掉。这完全是错误的。

　　大家之所以会有这样的认知，很大程度上源于醋能够软化鸡蛋壳。醋之所以能够软化鸡蛋壳是由于鸡蛋壳的主要成分是碳酸钙，其含量为 $83\%\sim85\%$，碳酸钙与醋酸可发生复分解反应生成二氧化碳，从而减少蛋壳中碳酸钙的含量，因此蛋壳会软化；而鱼骨的成分其实和人骨差不多，其主要无机成分是磷酸钙，磷酸的酸性强于醋酸，因此醋酸是无法与磷酸盐发生复分解反应的。

　　可以做一个简单的试验，将一根鱼刺放入一碗醋中，耐心观察，相信即使放一个月也只会让醋变质，而不能软化鱼骨。鱼骨除了无机盐之外还含有丰富的有机胶原蛋白，更不可能被醋"化掉"。因此，一旦发生鱼刺鲠喉，千万不要抱有侥幸心理，应当立即去医院就诊，避免出现更加严重的情况。

（汤欣玥）

187. 食管异物会危及生命吗

食管异物危及生命的情况主要有两种，一种是严重的感染引起感染性休克，另一种是累及大血管破溃造成致命性出血。前者常常是由于病程拖延较长，造成食管穿孔并且穿孔后继续进食导致颈部、纵隔、胸腔及肺部的继发感染；后者主要是食管中段尖锐的异物直接刺破食管壁及主动脉弓或锁骨下动脉等大血管，并且食管穿孔后继发的感染也可累及血管，致其破裂出血。

因此，一旦发生异物嵌顿，应当于 24 小时内就医，尤其是尖锐异物应当立即就诊。如果异物嵌顿位置与大血管关系密切，且有食管穿孔的可能时，不能贸然于内镜下取出异物，一旦发生大出血，死亡率极高。正确的做法是完善相关影像学检查，明确异物与血管的关系，必要时手术开胸取出异物，毕竟与一条命相比，开胸的创伤又算什么呢？此时应相信医生，因为医生接触了太多这样的患者，也经历过不应该发生的悲剧。因此，如果怀疑异物卡在食管内，请及时就医，医生会根据异物卡在食管内的情况选择恰当的治疗方案。

（汤欣玥）

188. 宝宝几天前吃花生发生呛咳后经常咳嗽、发热是怎么回事

小儿呛咳后咳嗽总不好，当心气道异物。

通常情况下，小儿发生异物误吸往往是有症状可循的。比如，异物误吸时有呛咳、哭闹，甚至口唇青紫，后来有阵发性咳嗽、咳喘及发热、呼吸不畅等表现，部分患儿可能会有声音嘶哑或喘鸣症状。对于没有感冒先兆而突如其来的剧烈咳嗽，家长们尤其要重视"异物吸入"的可能性。如果异物卡在声门区，可出现严重的喘鸣和呼吸困难，甚至窒息危及生命。如果异物误吸时间较长，滞留于支气管内，则可能导致经治不愈的反复咳嗽、脓痰及发热等症状。

对于有异物误呛或呛咳后口唇青紫等症状的患儿，要高度怀疑气道异物。然而，这往往是很短暂的现象，患儿可能在这之后几天都没有临床症状，家长可能会忘记相关病史。由于缺少病史，诊断及治疗可能会被延误。X 线检查对支气管异物有很大的辅助作用。其中，胸部透视可动态观察胸肺部活动，较胸部 X

线片具有优势。CT 气道三维重建对诊断气管、支气管异物也有一定价值。而支气管镜则有诊断、鉴别诊断及治疗的作用，气管、支气管异物的确切诊断与治疗最终也都要通过支气管镜来完成。诊断一经明确后应尽早取出异物，以保持呼吸道通畅。

（何培杰）

—— 专家简介 ——

何培杰

何培杰，复旦大学附属眼耳鼻喉科医院耳鼻咽喉头颈外科副主任医师。

擅长耳鼻喉科常见病及部分疑难病的诊治，尤其在咽喉疾病微创治疗、咽喉部良恶性肿瘤及鼾症治疗方面有专长。

189. 气管、支气管异物有致命的危险吗

气管、支气管异物常发生于 5 岁以下儿童，主要有瓜子、花生、果冻等，对稍大一些的孩子有笔帽、塑料玩具等。

异物经过声门进入气管时可发生剧烈咳嗽，有时异物可被侥幸咳出。若异物卡在声门，可发生严重呼吸困难，抢救不及时有可能导致窒息死亡。异物进入支气管内，可有刺激性咳嗽或喘鸣、憋气。此后，异物可在与支气管大小相应的某一部位"滞留"，此时咳嗽、呼吸困难等症状反而减轻，或者没有症状，这极易导致病情延误或误诊。异物在体内环境发生理化反应刺激支气管黏膜后，会出现发热、咳嗽加重，引发肺不张或肺气肿等情况。尤其是花生、豆类等植物性异物，由于其含有游离脂肪酸，对气道黏膜刺激大，可发生弥漫性炎症反应，促使气管与支气管黏膜充血、肿胀、分泌物增多。轻者有支气管炎和肺炎，重者可有肺脓肿、脓气胸、心肺衰竭等。

此外，取气管、支气管异物是一种过程紧张而且风险很高的手术操作，术中可能发生气胸、纵隔气肿、窒息及心脏骤停等意外情况。也有部分患者需要行开胸、气管切开等手术。因此，及早明确诊断，采用行之有效的治疗措施对于减少小儿气管支气管异物的并发症，降低死亡率是非常重要的。

（何培杰）

190. 如何避免气管、支气管异物

气管、支气管异物是一类可以预防的疾病,应广泛开展宣传教育工作,加强对年轻家长、看护孩子的老年人士的相关医学知识普及教育。以下做法值得借鉴。

(1) 家长及保育人员应管理好孩子的食物和玩具,不要给 3 岁以下儿童吃豆类、花生、瓜子、核果等体积小又不易嚼碎的食物,更不能带壳给孩子玩。在孩子的活动范围内应避免存放小物品,不要给孩子玩钮扣、钱币、玻璃球、橡胶嘴、图钉及较小的玩具,防止发生意外。

(2) 帮助孩子养成良好的进食习惯,吃东西时宜细嚼慢咽,不要哭闹、谈笑或跑跳走动,家长不应在儿童进食时打骂、惊吓或逗乐儿童,以免其哭闹、嬉笑导致误吸异物。帮助孩子改掉口含笔帽、哨子及其他小物件的习惯,如发现孩子口中含有异物,要耐心劝导其自行吐出,不可责骂或强行用手指挖取,以免异物被吸入气管。

(3) 生病呕吐时,应该将孩子身体前倾或将头偏向一侧,使其容易吐出,避免吸入气管。一旦发现可疑异物吸入,应将孩子送往附近医院救治,家长不能用手伸入孩子嘴中抠取,这样做往往会将异物推至气管深部,导致完全性的气管梗阻甚至危及生命。

(何培杰)

191. 酒醉后为什么一定要注意防止呕吐物误吸入气管

醉酒后呕吐物误吸入气管,会导致吸入性肺炎、窒息等一系列严重后果。

一般人即使有少量呕吐物呛入气管,也能通过咳嗽反射排出,而醉酒的人这种保护性反射大大降低,呕吐后可能导致大量呕吐物误吸入气管,呕吐物多为胃酸和胃内容物,酸性物质进入肺部导致一系列病理改变,最终导致吸入性肺炎,严重的吸入性肺炎可能导致呼吸窘迫。此外,大量的呕吐物误吸入气管,可能会导致窒息。

因此,在醉酒昏睡的人呕吐时,周围人应迅速帮助其保持头转向一侧,避免大量呕吐物误吸入气管导致严重后果。

(刘环海)

192. 鼻颌面部创伤的院前处理有哪些

鼻颌面部位于颜面中部,易遭受各种外界暴力的损伤,可为单一损伤,亦可为复合损伤。据统计,鼻颌面部创伤占耳鼻咽喉创伤之首位。鼻颌面部创伤在平时主要为机械性损伤,如扑打、切割伤、砸伤、撞击、跌碰、车祸等外来暴力。其损伤类型有开放性伤和闭合性伤。战时主要为火器伤,多为弹片或枪弹伤、炸伤等。伤情类型有贯通伤、非贯通伤、切线伤等。常有异物存留。

鼻颌面部创伤如为一般创伤及火器伤,院前处理伤口越早越好,尤其对创伤较重者可以降低伤死率和减少感染并发症。根据鼻颌面部的解剖特点及伤情程度,在处理过程中应注意下列情况。

(1)闭合性损伤:创伤发生后,检查无明显伤口时,可用冰袋局部冷敷止血、止痛。有鼻出血或口吐血者,让患者侧卧,以防血液误吸入气管造成窒息。

(2)开放性损伤:应及时清除口腔、鼻腔内异物及凝血块,保持呼吸道通畅,防止窒息。严重出血者,要给予补液、输血、补充血容量等防止休克治疗。及早注射破伤风抗毒素及抗生素治疗,防止继发感染及其并发症的发生。对疑有脑脊液鼻漏者,则不宜做鼻腔填塞,切勿用力擤鼻、咳嗽或打喷嚏,否则易发生颅内逆行感染或积气。

(廖建春)

193. 发生外伤性脑脊液鼻漏该怎么办

脑脊液鼻漏是脑脊液通过颅底或其他部位骨质缺损、破裂处流出,经过鼻腔,最终流出体外。主要表现为鼻腔间断或持续流出清亮、水样液体,早期因与血液混合,液体可为淡红色。根据病因可将脑脊液鼻漏分为创伤性和非创伤性,后者又分为自发性、肿瘤性和先天性。以外伤所致的脑脊液鼻漏最为常见。

患者发生外伤性脑脊液鼻漏时应及时就诊。一般先予保守治疗,疗程可根据病情不同而不同,一般为 2～4 周,期间应密切观察,积极配合医生做到以下几点。

(1)卧床休息:脑脊液鼻漏患者应绝对卧床,以避免加重脑脊液鼻漏。一般采用头高 20°～30°卧位,卧向患侧,脑组织可沉落于漏口,促使自然愈合。

(2)保证鼻腔洁净:保持鼻腔局部清洁及脑脊液流出畅通,避免局部堵塞导致脑脊液逆流及局部细菌生长。

（3）预防颅内压增高：可酌情使用甘露醇、呋塞米（速尿）等降低颅内压；防止感冒，保持大便通畅，避免便秘，不宜行屏气、擤鼻及咳嗽等动作。

如经过保守治疗未见治愈，或伤后几周至数十年才出现的迟发性外伤性脑脊液鼻漏，多需手术修补。

（廖建春）

194. 颈部异物插入时为何不能轻易拔出

临床所遇到的颈部异物插入伤，成人以刀、铁器、木棍等较多，小儿以筷子、勺子、摆件等坚硬物较多。最常见的是孩子吃东西时，拿着餐具跑来跑去，一旦摔倒就易造成异物插伤的后果。

异物一旦插入颈部，大家第一反应往往是"试试能否直接把异物拔出来"，这个举动非常危险，因为颈部两侧有人体最重要的大血管及神经。颈总动脉、颈内动脉、颈外动脉、颈内静脉等均位于两侧颈部，扎进去的异物很有可能紧贴、相邻、甚至碰伤血管，一旦拔取异物，就有可能伤到血管而引起致命性的大出血，此类伤在处理上有其特点，故需十分慎重。除手术者于术中拔出致伤物外，其他人不可移动或试行拔出，防止在拔出时发生大出血，无法控制而丧失救治机会。

（廖建春）

195. 发生咽部灼伤后要治疗吗

玲玲一时想不开吃洗涤剂自杀，出现咽痛、流涎、喘鸣、呼吸不畅，后被丈夫发现，及时送至医院抢救捡回一条命。玲玲被诊断为咽部灼伤所致的呼吸困难。

咽部灼伤可同时累及咽部、喉部、气管、食管，不同程度的咽部灼伤造成伤害有很大的差异。损伤的程度因致伤物的温度、腐蚀剂的性质、进入的量、停留的时间而定。咽部灼伤按其损伤程度分为三度：①一度灼伤。临床上多见，表现为咽黏膜弥漫性充血、水肿，创面愈合后无瘢痕形成，发生于喉部者较严重。②二度灼伤。病变累及黏膜层及肌层，黏膜水肿明显，黏膜表面覆有坏死性假膜或痂皮。③三度灼伤。最为严重，常见于化学性灼伤，黏膜深度坏死，坏死性假膜需3～4周消失，后遗瘢痕性结缔组织增生，并发各种畸形。

咽部灼伤可并发喉头水肿、分泌物潴留，堵塞呼吸道导致呼吸困难，有生命危险。因此咽部灼伤要重视，及时送医。在送医院之前，患者可以采用简单的应急中和处理，如服强碱者，用食醋、橘子汁、柠檬汁、牛奶、蛋清等中和；服酸类者，用肥皂水中和，切忌用小苏打、碳酸钙中和，防止其产生的二氧化碳气体导致食管、胃发生破裂。

（许　雯）

—— 专家简介 ——

许　雯

许雯，副主任医师、副教授，同济大学附属同济医院耳鼻咽喉头颈外科副主任医师。

擅长鼾症手术、鼓室成形术、全喉、半喉切除术、颈清扫术、鼻内窥镜手术、喉显微外科等。